お尻の筋トレが **健康寿命** を伸ばし「**人生100年時代**」を可能にする

お尻のチカラ

超美尻筋トレ考案者
石岡知治

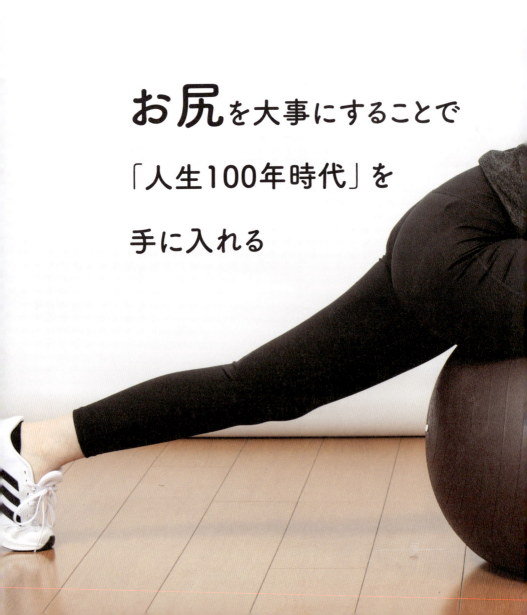

お尻を大事にすることで
「人生100年時代」を
手に入れる

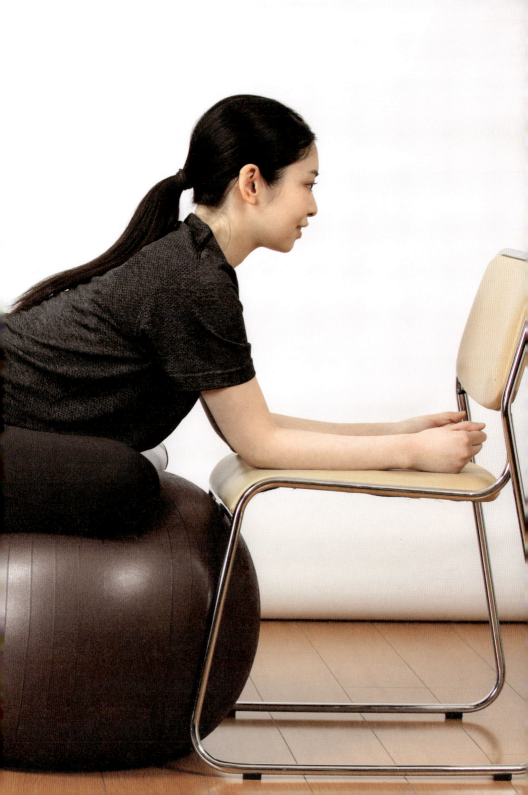

はじめに

「人生100年時代」を全うする（＝成し遂げる）ために

　「人生100年時代」とも言われています。健康な人生を全うすることは、誰にとっても永遠のテーマです。そのためには「いかにして元気に過ごせる時間を伸ばせるか？」が重要となります。また2030年には、ヘルスケア産業が日本の一次産業になるという予想がされているほどです。

　そのために必要なのは…

> 1　ボケない　＝脳萎縮予防
> 2　病気にならない　＝疾病予防
> 3　痛くならない　＝運動器障害予防
>
> ➡　「人生100年時代」に効果が期待できるのは、『筋トレ（＝筋力トレーニング）』だと考えます。

　筋トレへの取り組みに対してハードルが高いと思っている人も多いと思います。しかし、身体の1カ所にフォーカスした筋トレなら難しいことではないと思います。

お尻の筋トレが「人生100年時代」を可能にする

　筋トレの際にフォーカスすべき場所は「お尻」です。お尻を重視することで身体全体のコンディションやパフォーマンスが劇的に改善します。

　お尻は、二足歩行をする人間にとって全身に様々な影響を与える重要な場所です。

　お尻に対しては、「お肉が厚くて感覚が鈍く、雑に扱っても良い場所」と思っている人が圧倒的に多いのが事実です。例えば、古い時代の体罰として『ケツバット』というものがあったくらいです。

　しかし、その考えは間違っています。お尻こそが最も大事にすべき場所であり、全身に大きな影響を及ぼす場所なのです。

本著では、まずお尻の筋肉状態が全身に及ぼす症状や影響を説明します。その上でお尻のケア方法や筋トレ方法（＝メイク方法）について紹介します。

1 お尻の役割ってなに？〜お尻の果たす機能と影響

お尻には多くの機能があります。また硬くなったり垂れたりといった、状態が悪くなるのには必ず原因があります。綺麗なお尻を維持することも大事ですが、日頃の運動等によってお尻の筋肉を活性化させることが大切です。

2 お尻のケア方法〜簡単ケアでお尻のコンディションを保つ

お尻のコンディションが崩れる大きな原因は、お尻の筋肉が硬くなってしまうことです。お尻の柔軟性を保つために、個人で気軽にできるケア方法をお伝えします。お尻の状態を最適に保つだけでも、日々のパフォーマンスへの影響は大きく異なります。

3 お尻のメイク方法〜身体を動かすことで全身に多大な影響を与える

筋トレは脳からの指令で意識的に身体を動かすことです。筋力向上はもちろん、脳の活性化やホルモン分泌を促し、疾病予防になることが医学的に実証されています。無理のない正しい筋トレを行うことで理想の美尻を手に入れると共に、健康でポジティブな生活が送れるようになります。

お尻に対する正しい知識とケア、メイク方法を知り、実践してほしいと思います。そして身体に起こる素晴らしい変化を体感してもらいたいです。
元気に過ごせる時間を伸ばせて健康寿命も延びるはずです。
元気に過ごせる「人生100年時代」を目指しましょう。

2024年9月　石岡知治

お尻のチカラ
CONTENTS

はじめに 4

PART I　お尻の役割ってなに？ 13
お尻の役割と退化する理由

01：お尻の機能ってなに？ 14
　〜お尻には大きな負荷が常にかかっている
　〜お尻は車におけるサスペンション
　〜身体のサスペンションが故障すると？

02：お尻の筋肉が硬くなるのはなぜ？ 16
　〜お尻に疲労が溜まらないことが大事

03：お尻の筋肉が垂れるのはなぜ？ 17
　〜お尻は大臀筋、中臀筋、小臀筋から成る

04：お尻の可動域の大きさが大切なのはなぜ？ 21
　〜お尻の運動をしないと可動域が小さくなって垂れてしまう

COLUMN 1　柔道整復師を目指す〜喫茶店でのお尻の施術が原体験 22

PART II　美尻を失う恐怖？ 23
スタイル劣化だけでない、腰痛など運動器疾患の危険性がある

美尻を失うことの恐怖ってなに？1
お尻の機能低下で一般的に出やすい12症状 25

01：腰痛 26
　〜腰痛は臀筋群（＝お尻の筋肉）の緊張が原因

02：肩こり 27
　〜肩こりはお尻の筋肉の硬さが原因

「筋膜リリース」ってなに？ 28
　〜「筋膜リリース」とは筋膜の緊張箇所を解きほぐすこと

03：寝違え ……………………………………………………………………… 30
　〜寝違えは首とお尻に施術をすることで改善する

04：偏頭痛 ……………………………………………………………………… 31
　〜偏頭痛は筋膜の緊張が伝播することで起こる場合が多い

05：膝の痛み …………………………………………………………………… 32
　〜膝の痛みは筋力やサスペンション機能の低下、筋肉の緩み等が原因

06：股関節痛 …………………………………………………………………… 33
　〜お尻の筋肉が硬くなることに連動して内転筋が硬くなり股関節痛が起こる

07：変形性膝関節症 …………………………………………………………… 35
　〜骨盤を水平に保てず膝を中心にO脚へ変形する

08：変形性股関節症 …………………………………………………………… 36
　〜お尻の筋肉量の低下が変形性股関節症を発症させる

09：シーバー病（踵骨骨端症） ……………………………………………… 37
　〜シーバー病（踵骨骨端症）？お尻の筋肉が硬くなっての症状？

10：冷え性 ……………………………………………………………………… 38
　〜冷え性の原因は筋肉量とお尻の硬さ

11：不眠 ………………………………………………………………………… 39
　〜肉体、精神の両方で悪影響を及ぼす不眠を改善する

12：年寄りじみた姿勢 ………………………………………………………… 40
　〜お尻の筋肉を使って本来の「姿勢が良い」を目指す

COLUMN 2　体温とお尻の関係〜美尻筋トレで免疫力アップ …………… 44

美尻を失うことの恐怖ってなに？2
女性特有の症状 ………………………………………………………………… 46

01：妊婦さんの腰痛 …………………………………………………………… 47
　〜妊婦さんの腰痛はお尻の筋肉の硬化も大きな原因

02：尿漏れ ……………………………………………………………………… 49
　〜尿漏れは骨盤底筋の筋力低下が引き起こす

体験手記　『石岡式・アラフォーからの超美尻筋トレ』で私が得たもの！ … 50
　本国玲奈（トータル美活サロンLenaLea、ヒーリングセラピスト、美尻筋トレインストラクター）

対談1　岡崎朋美（スピードスケート五輪メダリスト）×本国玲奈×石岡知治
　〜女性特有のトラブルと筋肉の関係 ……………………………………… 52

COLUMN 3　妊婦さんの腰痛緩和〜気軽に腰痛ケアを受けられる環境作り ……… 57

CONTENTS

美尻を失うことの恐怖ってなに？3
運動時やアスリート（＝スポーツ選手）に関わる症状 …… 58
01：スポーツ障害 …………………………………………… 59
～お尻の硬さとスポーツ障害には関連性がある
02：スポーツ選手のスランプ ……………………………… 61
～スポーツ選手のスランプとお尻の機能には関係性がある

体験手記 『石岡式・お尻のチカラ理論』で私が得たもの！ …… 65
安藤永吉（東北フリーブレイズ／プロアイスホッケー選手）

PART Ⅲ お尻のセルフケア方法 …… 67
お尻の筋肉を柔らかくする4つのストレッチ

1：バランスボールを使ったお尻のストレッチ ……………… 68
バランスボールがない場合のお尻のストレッチ
2：椅子に座りながらのお尻のストレッチ ………………… 70
3：床の上でのお尻のストレッチ 1 ………………………… 72
4：床の上でのお尻のストレッチ 2 ………………………… 73
お尻のセルフケア方法 …………………………………… 75
～お尻の筋肉を柔らかくする4つのストレッチ

対談2 三澤 威（新日本プロレス・メディカルトレーナー兼トレーニングディレクター）× 石岡知治
～「お尻はロマン」の意味とは ……………………………… 76

8

PART IV 運動（=筋トレ）の重要性 ……… 85
運動で「ボケない、病気にならない、痛くならない」

運動（=筋トレ）で健康寿命を伸ばす ……………………… 86
～最良の形で人生のエンディングを迎えるために

1：脳萎縮予防（=ボケない） ………………………………… 87
～「運動」+「考える」というセット作業

2：疾病予防（=病気にならない） …………………………… 88
～運動（=筋トレ）によってホルモン分泌が促され疾病予防につながる

3：運動器疾患予防（=痛くならない） ……………………… 89
～運動器疾患の多くは筋肉の過緊張が原因

歩き方を大事にする ……………………………………………… 90
～歩くだけでお尻の筋肉に刺激を与える方法

PART V お尻メイクの筋トレ方法 ……… 95
3ヶ月で効果的にお尻をメイクする筋トレメニュー

1ヶ月目メニュー：8種目 ………………………………………… 96
～1ヶ月目、まずは無理せずに筋トレを始めて継続する

1ヶ月目❶：ワイドスタンススクワット ………………………… 98
1ヶ月目❷：スクワット …………………………………………… 100
1ヶ月目❸：パーシャルランジ …………………………………… 102
1ヶ月目❹：レッグランジ ………………………………………… 104
1ヶ月目❺：ヒップブリッジ ……………………………………… 106
1ヶ月目❻：ヒップストレートリフト …………………………… 107
1ヶ月目❼：ヒップサイドレイズ＆ストレートリフト ………… 108
1ヶ月目❽：ヒップサークル ……………………………………… 110
1ヶ月目メニュー：8種目リスト ………………………………… 111

9

CONTENTS

2ヶ月目メニュー：合計9種目 ·········· 112
新メニュー7種目＋1ヶ月目メニュー2種目
〜1ヶ月目でできたベースに、より強い刺激を入れる

2ヶ月目❶：バックレッグランジ ·········· 114
2ヶ月目❷：ブルガリアンスクワット ·········· 116
2ヶ月目❸：プランクサイドレイズ ·········· 117
2ヶ月目❹：フロッグパンプ ·········· 118
2ヶ月目❺：ドンキーキック ·········· 119
2ヶ月目❻：バンドサイドステップ ·········· 120
2ヶ月目❼：チューブサイドレイズ ·········· 121
2ヶ月目メニュー：合計9種目リスト ·········· 122

| COLUMN 4 | 美尻筋トレの効用〜女性特有のトラブルや美容にも多大な効果を発揮 ·········· 123 |

3ヶ月目メニュー：合計8種目 ·········· 124
新メニュー6種目＋1ヶ月目メニュー2種目
〜1、2ヶ月目でできた筋肉に、より強い負荷をかけて強化する

3ヶ月目❶：バッククロスランジ ·········· 126
3ヶ月目❷：サイドランジ ·········· 128
3ヶ月目❸：シングルヒップブリッジ ·········· 130
3ヶ月目❹：チューブプランクサイドレイズ ·········· 131
3ヶ月目❺：膝つきヒップサークル ·········· 132
3ヶ月目❻：フライングスピリット ·········· 133
3ヶ月目メニュー：合計8種目リスト ·········· 134

| COLUMN 5 | 身体も心も健康に〜美尻筋トレで強迫性障害と統合失調症が改善 ·········· 135 |

PART VI 超美尻筋トレQ&A ……… 137
お尻について多くの人が感じる疑問や質問

- **Q1：階段の昇降が辛いのですが** ……… 138
- **Q2：平らな場所で躓（つまず）いてしまうのですが** ……… 139
- **Q3：「姿勢が良くない」と言われるようになりました** ……… 139
- **Q4：お尻が四角になってしまいました** ……… 140
- **Q5：運動すると片側の脚が痛くなるのですが** ……… 141
- **Q6：いくつもの医療機関に通いましたが腰痛が治りません** ……… 142
- **Q7：整形外科の先生から「坐骨神経痛」と診断されましたが** ……… 142
- **Q8：「妊娠糖尿病」という言葉を聞きました** ……… 143
- **Q9：野球をやっていて整形外科に通院しているが肩の痛みが良くならない** ……… 144
- **Q10：腰を痛めてからゴルフの調子が出ない（持ち球が打てない）** ……… 144

対談3 岡崎朋美（スピードスケート五輪メダリスト）×石岡知治 ……… 146
～アスリートにとってのお尻と太ももの重要性

あとがき ……… 158

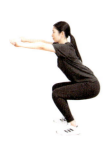 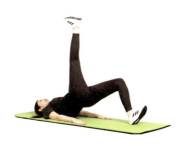 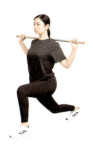

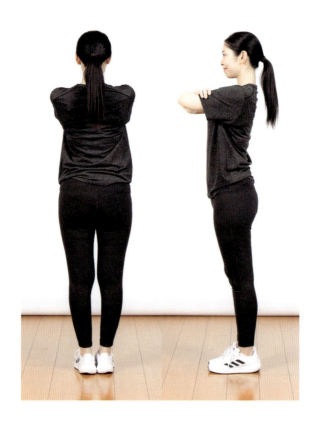

PART I

お尻の役割ってなに？

お尻の役割と退化する理由

01

お尻の機能ってなに?

お尻には大きな負荷が常にかかっている

　お尻に対して、「身体の中であまり重要な箇所ではない」と捉えている人が圧倒的多数だと思います。そうなると、「少しくらい雑に扱っても良い」という印象を持っている人がいても不思議ではありません。

　例えば、子供の頃にお尻へ注射をされた経験がある人もいると思います。何か悪いことをした時、親からお尻を叩かれた経験がある方もいるのではないでしょうか？（昭和時代の出来事で、今では大問題になりますが…）。

　そういう考え方は大きな間違いなので、すぐに改めましょう。

　人間は唯一、二足歩行をする生物で、特殊な骨格で生きています。そのため自重（体重とも言える）と足元から伝わる重力の反発力が交差して、お尻には常に大きな負荷が掛かっています。運動をしていない人や子供でも、お尻の筋肉が厚く発達するのはそのためです。お尻は重要な箇所であることの証明でもあります。

> **Point!** 二足歩行
> ▼
> **股関節部分に常に大きな負荷がかかる**

お尻は車におけるサスペンション

　日常生活における「歩く、走る」という、ある意味での基本的な移動動作は、元気に過ごすための大きな要素です。そういった動作は、「バランスを崩してから再び立て直す」という動作の連続で成り立っています。その際には股関節部分に瞬間的に大きな負荷が掛かっています。その負荷を減免吸収する機能、車に例えるならサスペンションの役割を担っているのがお尻になります。

> **Point!**
> お尻
> ▼
> **股関節部分への負荷を減免吸収する**

身体のサスペンションが故障すると？

　サスペンションがイカれた車に乗っていたら、振動が身体に直接伝わり大変なストレスを感じます。乗り心地などの以前の問題であり、車両本体にも相当なダメージが蓄積されます。人間の身体も同じです。
　お尻の筋肉が硬くなったり筋肉量が減ってしまうのは、サスペンション機能が低下した状態です。これを放置すると身体全体に様々な悪影響を及ぼします。

> **Point!**
> お尻の機能が悪化
> ▼
> **身体全体に悪影響が及ぶ**

02

お尻の筋肉が硬くなるのはなぜ？

お尻に疲労が溜まらないことが大事

　二足歩行をする人間にとって、お尻と周辺部分には、常に自重と重力による反発力がすれ違っています。つまり日常生活をしている時から、お尻には常に大きな負荷が掛かっているということです。その負荷を減免するサスペンション機能が求められ、悪化すると身体全体にまで悪影響が及びます。サスペンション機能を十二分に活かすためにも、お尻の筋肉をケア（マッサージやストレッチ）する意識を常に持つことが必要です。

　日常的に負荷が掛かっている箇所に対して何のケア（＝お手入れ）もしなければ、その部分の筋肉には疲労がどんどん蓄積されます。必然的に硬くなってしまい、サスペンション機能を十二分に発揮することができません。お尻をケアをすることで、硬くなりにくく長持ちさせることもできます。人間にとって非常に大事な箇所であるお尻に意識を持ち、硬くなることを防ぐのが重要です。

Point!
お尻の筋肉をケア
▼
お尻の筋肉が硬化することを防ぐ

03

お尻の筋肉が垂れるのはなぜ？

お尻は大臀筋、中臀筋、小臀筋から成る

　二足歩行の人間は、お尻に常に大きな負担が掛かります。「負担がかかるお尻の筋肉はどんどん発達するのでは？」と思われるかもしれませんが、実はそうではありません。運動をしなければお尻の筋肉量は確実に減り、垂れてしまいます。

　お尻が垂れるのを防ぐためには、そのメカニズムを理解しないといけません。まずはお尻の各パートとそれらの動作を知ることが大事です。

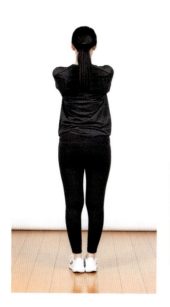

　お尻の筋肉には大臀筋、中臀筋、小臀筋があります。それぞれの役割を理解した上で、運動によって使う意識を持つことで筋肉量を保つことができます。

> **Point!**
> お尻
> ▼
> 大臀筋、中臀筋、小臀筋で構成されている

［1］大臀筋

伸展（後方に下肢を上げる）と外転（外側に下肢を上げる）に使用

　大臀筋は臀筋群の中で1番大きな筋肉です。主な働きは座った状態から立ち上がる、出力最大限でのジャンプ等の股関節伸展。下肢（＝脚）を外側に挙げる股関節外転等です。また爪先を外側に回す外旋という動きも含まれます。

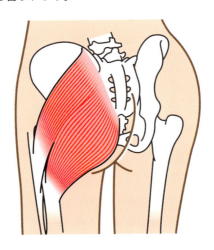

　大臀筋を含めた臀筋群が硬くなると、お尻が持っている減免機能（＝サスペンション）が低下します。腰痛をはじめ様々なトラブルの根源になります。また股関節が屈曲（＝上半身が前傾）して年寄りじみた姿勢になります。

Point!

臀筋群(=お尻の筋肉)
▼
硬くなるとお尻のサスペンション機能が低下する

［2］中臀筋

外転、前部繊維は内旋（爪先を内側に捻る）、後部繊維は外旋（爪先を外側に捻る）に使用

　中臀筋の主な働きは下肢を外側に挙げる股関節外転です。また中臀筋の前部繊維は爪先を内側に捻る内旋。後部繊維は爪先を外側に捻る外旋という動作を担います。

　中臀筋は歩行の際に骨盤を水平に保つ働きも担っています。筋力が弱くなると歩行の際、骨盤を水平に保てず外側に力を逃しながらの歩き方が癖になってしまう恐れがあります

　中臀筋を鍛えると下から大臀筋を持ち上げられるようになるので、効率良くヒップアップ効果が期待できます。

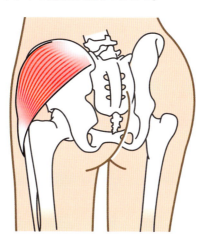

Point!

中臀筋
▼
硬くなると骨盤を水平に保てず、
外側に力を逃しながらの歩き方になる

［3］小臀筋

中臀筋の補助的役割を担い、働きや神経支配は中臀筋と同じ

　臀筋群と括られる大臀筋、中臀筋、小臀筋の中で、文字通り一番小さな筋肉です。中臀筋の下に位置しており、中臀筋の働きを補助するような役割を担います。

　股関節の安定や下肢（＝脚）を外側に挙げる股関節外転に必要な筋肉です。また中臀筋同様、前部繊維は爪先を内側に捻る内旋。後部繊維は爪先を外側に捻る外旋という動作を担います。

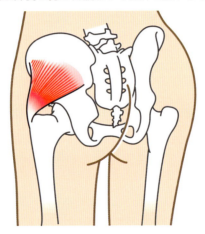

　大臀筋、中臀筋、小臀筋は以上の動作を担っています。これらの筋肉は普段の日常生活では使う頻度が限られ、減少してしまいます。運動することで意識的に使い、筋肉を維持することが重要です。

Point! お尻の筋肉（大臀筋、中臀筋、小臀筋）
▼
お尻が担う動作の運動をしなければ
筋肉量が減少してしまうので注意

04

股関節の可動域の大きさが大切なのはなぜ？

お尻の運動をしないと可動域が小さくなって垂れてしまう

　関節を動かす筋肉には、個々に重要な役割があります。筋肉量が少なくなれば関節可動域が小さくなり、身体も動かなくなる悪循環になります。その逆もあり、運動することで筋肉量を保つこともできます。若い頃は様々な形で運動する機会もありますが、歳を重ねるごとに減ってしまい身体の退化が起こります。

　例えば、二の腕がプルプルになっている、いわゆる「振袖女子」を想像してください。

　日常生活で、肘を曲げる上腕二頭筋（＝力こぶ部分）を使う動作は多数あります。物を持つ行為などがそうです。しかし上腕三頭筋（＝二の腕部分）を使って行う、肘を伸ばす動作（＝押す）は格段に少なくなります。当然、上腕三頭筋の筋肉量は減ってしまいます。

　お尻も同様で使われないと筋肉量が減ってしまい、垂れてしまいます。お尻の役割を理解して、それに沿った動作で筋肉に刺激を与えていくことが大事です。

> **Point!**
> 関節可動域の減少
> ▼
> 身体の活動性に影響を与える

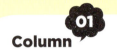

柔道整復師を目指す
―― 喫茶店でのお尻の施術が原体験 ――

　現在、私は柔道整復師として整骨院とトレーニングスタジオを経営しています。元々はアイスホッケー選手で、当時の日本のトップリーグに属していた西武鉄道でプレーしていました。現役時代は常に腰痛に悩まされ、騙しながらプレーしている時期が多かったのを覚えています。そんな時に出会った整体の先生からお尻の施術をしてもらったことが、今の道へ進む大きなきっかけとなりました。

　試合当日に入った行きつけの喫茶店でのことでした。お店の方に「腰が悪いなら診てもらいなさい」とお客さんの整体の先生を紹介していただきました。すぐにお店の奥の倉庫部屋で横向きに寝かされ、お尻を揉みほぐしてもらいました。先生の手を見ると強く力を入れてる感じもなかったのですが、施術を始めると絶叫するほど痛かったのが忘れられません。その後に強烈な痛みは痛気持ち良い感じに変わってきました。そして施術後には腰の痛みは完全になくなり、重だるかった脚が軽くなるという効果が出ました。

　その後に臨んだ試合では、自分のパフォーマンスが信じられないほど高まりました。腰痛を庇いながらやっていたのが嘘のようでした。氷上では身体が普段以上に動き、チームの全ポイントに絡む活躍。当時の私は主力選手ではなかったのですが、限られた出場時間で結果を出せました。

　この日の活躍は試合前に受けた施術の効果が大きかったことに疑いの余地はありません。治療や施術というのは患部の痛みを取るだけではなく、身体全体に良い影響を及ぼすのがわかりました。心の底から感動を覚え、「引退後のセカンドキャリアでは医療の世界を目指そう」という気持ちにも繋がりました。これからも忘れずに大事にしていきたい思い出です。

PART II

美尻を失うことの恐怖?

スタイル劣化だけでない、
腰痛など運動器疾患などの危険性がある

美尻を失うことの恐怖ってなに？①

> スタイル劣化だけでない、腰痛など数多くのトラブルを引き起こす可能性がある

　美尻（＝健康なお尻）を目指すのはスタイルや若さの維持のためだけではありません。適切な筋力を身につけることで正しい姿勢を維持でき、様々なトラブルを予防できます。

　お尻の筋肉のコンディションが崩れ、お尻の筋肉が硬くなってしまった場合、多くのトラブルを発症する危険性があります。特に以下12個の症状が数多く見受けられます。

1. 腰痛
2. 肩こり
3. 寝違え
4. 偏頭痛
5. 膝の痛み
6. 股関節痛
7. 変形性膝関節症
8. 変形性股関節症
9. シーバー病（踵骨骨端症）
10. 冷え性
11. 不眠
12. 年寄りじみた姿勢

また女性特有の以下症状にも大きく関連します。

1. 妊婦さんの腰痛
2. 尿漏れ

そして運動時やアスリート（＝スポーツ選手）の以下症状にも関わります。

1. スポーツ障害
2. スポーツ選手のスランプ

> まずは次項からは、お尻の機能低下で一般的に出やすい12症状について説明します。

美尻を失う恐怖 ❶
お尻の機能低下で一般的に出やすい12症状

1 腰 痛

腰痛は臀筋群（＝お尻の筋肉）の緊張が原因

腰痛は国や人種を超えた人類病

　日本人の約85％が、程度の差こそあれ一度は腰痛を経験すると言われます。これに関しては欧米人も同様のデータがあり、腰痛は国や人種を超えた「人類病」といっても過言ではなくなっています。「腰痛を根絶する術を発見したらノーベル医学賞もの」と言われるのも理解できます。

　腰部周辺のトラブル、「腰痛」に関わる病名は多数あります。

　例えば…腰椎椎間板ヘルニア、腰椎分離症、腰椎捻挫（＝ぎっくり腰）、筋膜痛性腰痛症…、等々。

　これらが発症してしまうと異なった自覚症状が出てくることが多いので、別の病気の印象を持つことが多いかもしれません。しかし発症する前段階では、共通して臀筋群（＝お尻の筋肉）の緊張が発生します。これは二足歩行をしている人間だからこそ起こり得るストレス（＝筋肉への負荷）が原因です。つまり腰痛の初期段階では原因は同じだと言い換えられます。

Point!

「腰痛」には多数の症状名が存在する
腰椎椎間板ヘルニア、腰椎分離症、腰椎捻挫（＝ぎっくり腰）、筋膜痛性腰痛症…。

BUT 初期段階での原因は同じ
➡ 臀部筋肉へのストレス（＝負荷）

腰痛に対しての整形外科での対応はパターン化している

腰痛に罹患して整形外科を受診された経験がある方も多いと思います。整形外科を受診した際の流れは、だいたい以下の感じだったのではないでしょうか？

> 1：腰のレントゲンを4枚程度撮る。
> 2-1：診察をして腰椎に基質的な異常があればそれらの病名がつく。
> 2-2：骨に異常がなければ「問題ありません。安静にしてください」のコメントをされ、湿布と痛み止めの薬を処方される。
> 3：何か物足りなさを感じながら家路に就く。

最近は電気治療等の理学療法を施してくれる整形外科も増えてきていますが、未だに多くの整形外科はこのような感じです。

腰痛の85％は原因不明？

「整形外科医が語る、腰痛の85％は原因不明」という報道が出たこともありました。

健康保険での診療報酬を得るため何らかの傷病名を付けているが、実際の85％は腰痛の原因がわからないということです。

多くの整形外科医は、「腰痛の発生機序がお尻の筋肉の硬さが原因になっている」という見解を持っていません。よって原因不明のまま、何らかの傷病名を付けるだけの診療になってしまいがちとなります。

腰痛の多くはお尻の筋肉を緩めれば改善する

症状の程度にもよりますが、多くの腰痛はお尻の筋肉を緩めるだけで症状は軽減します。なぜならお尻の筋肉が硬くなることで腰部にある胸腰筋膜が緊張して腰痛が現れるからです。

ヘルニアや腰椎分離症など、筋肉以外にも痛みの原因がある場合は簡単ではありません。しかし筋肉、筋膜の緊張が原因の腰痛は、硬くなったお尻の筋肉を緩める事で症状は改善されます。腰痛がある方はぜひ、試してほしいと思います。

Point!
腰痛の原因の多くは筋肉、筋膜の緊張
➡ 筋肉を緩めることで症状は改善される

美尻を失う恐怖 ❶
お尻の機能低下で一般的に出やすい12症状

2 肩こり
肩こりはお尻の筋肉の硬さが原因

肩こりは二足歩行の人間にとって避けにくい症状

　肩こりも多くの人たちを悩ませ続けています。年齢が高い人だけでなく10〜20代でも肩こりを感じている人が増えています。近年はスマホの普及により不良な姿勢を長時間していることが多くなりました。肩こりと関係があるのは間違いありません。

　もちろん原因は他にもあります。個人の体質や姿勢も関係します。そして日常生活での様々な動きの中で知らないうちに身体にはストレス（＝負荷）がかかります。二足歩行の人間は、そういう負荷がお尻に蓄積され硬くなってしまいます。お尻が硬くなれば、体全体のバランスが崩れます。肩部分の筋肉にも多くの負担がかかり、肩こりにつながります。

　以上から、肩こりはお尻の硬化が引き起こすと言っても間違いではありません。

　肩こりを改善するには「筋膜リリース」と呼ばれる対処療法などで、お尻の筋肉を緩めることが有効的です。

> 「筋膜リリース」と呼ばれる対処療法などを行い、
> お尻の筋肉を緩めることで症状が改善される。

＊「筋膜リリース」については次項へ

筋膜リリース

「筋膜リリース」とは筋膜の緊張箇所を解きほぐすこと

筋膜はスピードスケート選手のスーツ

　筋膜が硬くなってしまうのには、お尻の筋肉の緊張が深く関係しています。筋膜というのは全身に600以上存在する、筋肉を繋げている組織のことです。イメージとしてはスピードスケートの選手が着るスーツのような感じ。かつてのテレビ番組「とんねるずのみなさんのおかげでした」内で、とんねるずが演じたモジモジ君が着用していた一枚タイツのようなものです。

筋膜 ➡ 全身の筋肉をつなげる組織

筋膜は癒着したり緊張（＝硬く）しやすい

　筋膜は薄い組織ながら骨格を支持する機能も持ちあわせます。本来、柔軟性ある組織ですが、身体の成長や怪我、筋疲労など様々な原因で癒着したり硬くなる（＝緊張する）箇所が出ます。着ている服を至る場所から引っ張っている状態で、身体を動かし難くなります。その部分を本来の状態に戻すのが「筋膜リリース」で、筋膜を解きほぐし筋膜が持つ本来の機能を回復させることです。

筋膜の癒着や緊張 ➡ リリースすることで筋膜本来の機能を回復する

ってなに？？

「胸腰筋膜」の緊張は肩こりの原因になる

腰部分に存在する菱形の筋膜で、他の筋膜より厚い組織なのが特徴です。胸腰筋膜は10以上の筋肉や靭帯と連結しており、緊張（＝硬く）すると全身に影響が出ます。連結している筋肉にも大きな影響が直接出ます。お尻の筋肉が硬くなり胸腰筋膜が緊張すると、肩甲骨の動きが悪くなり肩こりにつながります。よって「筋膜リリース」で肩こり症状を軽減できます。

Point!

肩こり ➡ 胸腰筋膜の緊張が肩甲骨の動きを悪化させることで起こる

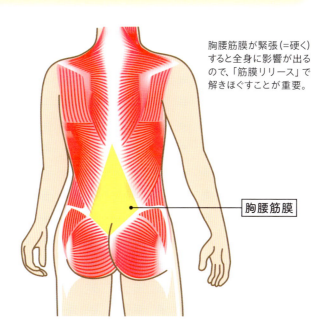

胸腰筋膜が緊張（＝硬く）すると全身に影響が出るので、「筋膜リリース」で解きほぐすことが重要。

胸腰筋膜

美尻を失う恐怖 ❶
お尻の機能低下で一般的に出やすい12症状

3 寝違え

寝違えは首とお尻に施術をすることでより改善する

―― 「寝違え」はお尻の硬さが引き起こす ――

　朝起きて首の痛みで顔を横に向けない経験がある方も多いと思います。いわゆる「寝違え」と呼ばれる症状で、しばらくの間は首から上を自由に動かすことができないはずです。また症状によっては背筋を伸ばすだけで首部分に激痛が走ることもあります。時間の経過とともに症状が消えることが多く不思議なものです。

　「寝違え」時は、顔を痛い側と反対側へ向けない時は体表にある「僧帽筋」。そして痛い側へ向けない時は肩甲骨から頚椎の横についている「肩甲挙筋」。私の臨床経験上、それぞれの筋肉が過緊張しているのが原因として見受けられます。それを引き起こすのは、痛みを感じる首側のお尻が硬くなっているからです。サスペンション機能が低下して偏った負担が蓄積、痛みのある側の筋膜や筋肉が緊張してしまいます。だからこそ症状が出ている首だけではなく、お尻にも施術を加える事で症状が大きく改善します。

Point!

顔を痛い側と反対側に向けられない時
➡ 「僧帽筋」という体表にある筋肉

顔を痛い側に向けられない時
➡ 「肩甲挙筋」という肩甲骨から頚椎の横についている筋肉

それぞれの過緊張が原因で、お尻が硬くなることによって引き起こされることが多く見受けられる。

美尻を失う恐怖 ❶
お尻の機能低下で一般的に出やすい12症状

4 偏頭痛

偏頭痛は筋膜の緊張が伝播することで起こる場合が多い

胸腰筋膜をリリースすることで偏頭痛は改善する

　偏頭痛の症状で苦しんでいる方も多いと思います。原因不明の頭痛を感じながら日常を過ごすのは苦痛でしかありません。頭痛外来を受診したり痛み止めの薬を服用しても症状が治らないケースも多いようです。

　偏頭痛の症状が出る時には、痛みのある側のお尻の筋肉の硬さを確認してみてください。なぜなら偏頭痛はお尻が硬くなることによる筋膜の緊張が全身に伝播して起こる場合が多いからです。身体後面の筋膜は足の裏から前額部（＝おでこ）までつながっています。逆に考えればお尻の筋肉を緩めて胸腰筋膜をリリース（＝筋膜リリース、P28参照）することで、筋膜の緊張の伝播を遮断できます。偏頭痛の症状を改善できる可能性は高いのではないでしょうか。

　偏頭痛の医学的な原因が完全に解明されていない中、ぜひ試してほしいと思います。

Point!

偏頭痛はお尻が硬くなることによる筋膜の緊張が全身に伝播して起こるケースが考えられる。

➡ お尻の筋肉を緩めて筋膜の緊張の伝播を遮断することで改善する。

美尻を失う恐怖 ❶
お尻の機能低下で一般的に出やすい12症状

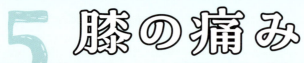

5 膝の痛み

膝の痛みは筋力やサスペンション機能の低下、筋肉の緩み等が原因

―― 二足歩行の人間にとって膝への負担は想像以上 ――

　膝は二足歩行の人間にとって大きな負担が掛かる箇所です。平らな場所を歩いた際は体重の約3倍、階段を降りる際は体重の約5倍の負荷が掛かると言われます。よって加齢による筋力低下と共に膝の痛みが多くなるのは必然の部分もあります。

　最近はコロナ禍の影響でデスクワークが多くなり座っている時間が増える傾向にあります。太腿（＝太もも）後面の筋肉群（＝ハムストリングス）から膝裏の筋肉が縮んだ状態が強いられます。その部分の筋肉が硬くなって膝の痛みを引き起こしているケースも多く見受けられます。

　また膝の痛みは多くの場合にはどちらか片側から現れますが、痛くなる膝側のお尻の筋肉が硬くなっていることが原因です。お尻のサスペンション機能が低下してしまった結果、偏った負担が膝周辺の筋肉に掛かってしまい痛みが現れるのです。この場合はお尻の筋肉を緩めることで症状が改善する例も多いです。

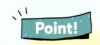

年齢や習慣の改善とともにお尻を緩めることで改善可能。

> 美尻を失う恐怖 ①
> お尻の機能低下で
> 一般的に出やすい12症状

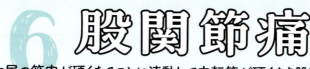

6 股関節痛

お尻の筋肉が硬くなることに連動して内転筋が硬くなり股関節痛が起こる

> お尻と股関節内側の筋肉（＝内転筋）は対の関係なので
> 同時に痛みが出やすい

　股関節を覆うお尻の筋肉が硬くなれば、股関節や股関節内側の筋肉に痛みが出やすくなります。これは関節を動かす筋肉は、基本的に「対の関係」になっているからです。真逆の動きをする筋肉が連動するように硬くなり痛みも発症します。

　例えば、肘を伸ばす筋肉は上腕三頭筋（＝二の腕の筋肉）。対の関係にある肘を曲げる筋肉は上腕二頭筋（＝力こぶ部分の筋肉）。対の関係にある筋肉は、一方が硬くなるともう一方もバランスを取るようにして硬くなる傾向があります。上腕三頭筋が硬くなれば同様に上腕二頭筋も硬くなり、痛みを感じる場合もあります。

　お尻の筋肉の対の関係にあるのは内転筋群（＝太腿内側の筋肉）です。お尻の筋肉が硬くなるとバランスを取るように内転筋も硬くなり、股関節内側に痛みを引き起こすことがあります。股関節痛の原因はお尻の筋肉の痛みや硬さにあると考えられます。

お尻の筋肉と内転筋が硬くなることで
股関節痛が起こるケースが多く見受けられる

"対の関係"とは

関節を動かす筋肉は、「対の関係」になっている場合が多い

> 肘の曲げ伸ばし： 上腕三頭筋（＝二の腕の筋肉）×
> 上腕二頭筋（＝力こぶ部分の筋肉）

肘を伸ばす筋肉は上腕三頭筋（＝二の腕の筋肉）。対の関係にある肘を曲げる筋肉は上腕二頭筋（＝力こぶ部分の筋肉）。一方が硬くなるともう一方もバランスを取るようにして硬くなる傾向がある。

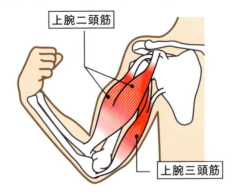

> お尻と筋肉×内転筋群（＝太腿内側の筋肉）

お尻の筋肉の対の関係にあるのは内転筋群（＝太腿内側の筋肉）。お尻の筋肉が硬くなるとバランスを取るように内転筋も硬くなり、股関節内側に痛みを引き起こしたりする

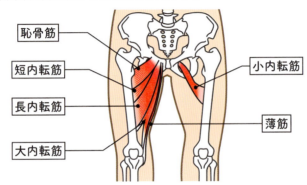

美尻を失う恐怖 ❶
お尻の機能低下で一般的に出やすい12症状

7 変形性膝関節症
骨盤を水平に保てず膝を中心に〇脚へ変形する

大腿四頭筋の筋力低下とお尻の中臀筋の麻痺などが原因

　変形性膝関節症は、大腿四頭筋（＝太腿前側の筋肉）の筋力低下が原因とされますが、お尻の筋肉も関わっています。

　お尻の筋肉である中臀筋は、歩行の際に骨盤を水平に保つ働きを担います。よって中臀筋が麻痺すると歩行時に麻痺側の脚に体重が乗った時（＝立脚相）に骨盤を水平に保てません。結果、麻痺していない側に身体が傾いてバランスが崩れてしまいます（＝トレンデンブルグ徴候）。

　またお尻の中臀筋が麻痺まではいかずに筋力低下の段階だったとしても、歩行中に骨盤を水平に保つ事は大変になってきます。脚を地面に接地した際、体重を外側に逃しながらの歩行になり結果〇脚に変形してしまうリスクが高まります。押し車を押しながら歩いている方が〇脚で身体を外に揺らしながら歩いている姿をみたことがあるかと思います。

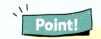

大腿四頭筋と中臀筋の筋力低下が
変形性膝関節症を発症させる。

> 美尻を失う恐怖 ①
> お尻の機能低下で
> 一般的に出やすい12症状

8 変形性股関節症

お尻の筋肉量の低下が変形性股関節症を進行させる

変形性股関節症が転倒を誘発する

　変形性股関節症の1つに、頸体角（けいたいかく）の減少があります。頸体角とは股関節を形成する大腿骨の頸部と呼ばれる部分の角度のこと。幼少期で約145度、成年期で125〜130度、高齢期で120度と加齢と共に減少します。これはお尻の筋肉量の低下により、サスペンション能力が弱くなり、自重と地面からの反発力が頸体角部分へ蓄積されるためです。頸体角の角度が減少するのに比例して負荷がさらに大きくなり、転倒しやすくなります。

Point!

お尻の筋肉量の低下で頸体角部分への負担が大きくなり角度減少が進む。

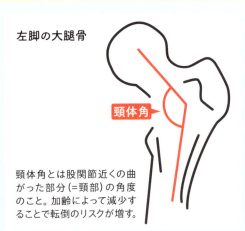

左脚の大腿骨

頸体角

頸体角とは股関節近くの曲がった部分（＝頸部）の角度のこと。加齢によって減少することで転倒のリスクが増す。

美尻を失う恐怖 ①
お尻の機能低下で一般的に出やすい12症状

9 シーバー病 (踵骨骨端症)

シーバー病（踵骨骨端症）？ お尻の筋肉が硬くなっての症状？

―― お尻の筋肉の硬化でシーバー症と同様の症状が出ることも ――

　シーバー病（踵骨骨端症）とは、10歳前後の子供たちに多い踵の痛みを訴える症状です。踵骨にある骨端線という骨が成長する部分にストレスがかかり発症します。シーバー病と診断されると、「安静で運動禁止」と言われます。

　しかしお尻の筋肉が硬くなることでシーバー病と同じ症状が出ることもあります。その時にはお尻の筋肉を緩める施術によって、シーバー病と考えられる痛みが消失します。施術後に普通に歩くのはもちろん、ジャンプ等もできるようになります。本当にシーバー病だったなら医学的にはそのようなことはありえません。

　シーバー病の症状が出るお子さんはスポーツをやっている場合も多く、早期の活動再開ができることを望みます。本当にシーバー病なのか？ それともお尻の筋肉が硬くなって症状が出たのか？ 一度、お尻の筋肉を確認してみて欲しいと思います。

Point!

運動によりアキレス腱の引っぱる力が持続的に加わり、踵骨骨端核周辺で炎症を引き起こすこと。運動後に踵側面や端部に痛みが発生することがある。

美尻を失う恐怖 ①
お尻の機能低下で一般的に出やすい12症状

10 冷え性

冷え性の原因は筋肉量とお尻の硬さ

― お尻の筋肉を緩めて血流を促すと冷え性も改善される ―

　冷え性は身体全体が常に冷えたような感覚を覚える症状です。真夏の暑い日でも手足といった末端はもちろん、中には身体の芯から冷えているような感覚を覚えている人もいるはずです。男女ともに症状がある人はいますが、どちらかといえば男性より女性に悩まれている方が多いのではないでしょうか。

　冷え性がなぜ女性の方に多いのかというと、身体の絶対的な筋肉量の違いが影響していると考えられます。筋肉は熱を発する代謝に影響を及ぼす、身体の中で唯一の発熱器だからです。

　また冷え性に悩まれている方に共通しているのが、お尻の筋肉の硬さです。お尻の筋肉はとても層が厚いので、筋肉が硬くなるとそこで血液の流れが停滞してしまいます。そうすると手足といった末端の血流が悪くなり冷たくなってしまいます。冷え性の方は、お尻の筋肉を緩めると身体全体が温まる変化を体感できるはずです。

身体の代謝の低下が原因なので
血流を良くすることで改善を図る。

美尻を失う恐怖 ❶
お尻の機能低下で一般的に出やすい12症状

11 不眠

肉体、精神の両方で悪影響を及ぼす不眠を改善する

── 自律神経の働きが質の良い睡眠を生み出す ──

　人間は睡眠で肉体、精神の両方の疲労を回復させます。また質と量に優れた睡眠が不足することで疲労が蓄積するのに加え、精神的にも不安定な状況に陥ります。日々の生活で充実したパフォーマンスを発揮するために睡眠が必要不可欠なことは言うまでもありません。

　不眠の原因の1つに自律神経失調症があることはよく知られています。眠さを誘発するのが自律神経の働きによるからです。自律神経には交感神経と副交感神経が存在します。交感神経は日中に働きが活発になります。働きが活発な時は身体がある意味で興奮状態とも言えます。逆に副交感神経は夜になると働きが活発になります。身体をリラックスさせるのが副交感神経なのです。よって交感神経と副交感神経のバランスが重要です。

自律神経 ➡ <u>交感神経（興奮状態）</u>と<u>副交感神経（リラックス状態）</u>

お尻の硬さが自律神経に悪影響を及ぼす

　自律神経（交感神経、副交感神経）がバランスよく働くためにも、お尻の状態が大きく影響します。

　お尻の筋肉が硬くなると連結している胸腰筋膜の緊張が発生、その緊張が全身の筋膜に波及します。その状態になると身体のどこかに痛みや違和感を感じやすくなっています。偏頭痛などが起こるのと同じです。

　そういった状況に陥ってしまうと、身体のどこかに自覚症状がなくても脳は違和感を感じ取ります。身体の全てをコントロールしている脳が違和感を感じ、イライラした状態で自律神経の働きに異変が生じます。すると夜になっても交感神経と副交感神経のトランジッション（＝交代）がうまくいかなくなります。副交感神経の働きが活発にならないため軽い興奮状態がずっと続きます。寝付きが悪くなり、質の良い睡眠が取れていない状態になってしまいます。

Point!

不眠とお尻の関係　➡　胸腰筋膜の緊張が脳に違和感を与えて不眠を促す。

Good Sleep

お尻をほぐす

質の良い睡眠が取れない状況が続くと慢性的な疲労感から解放されません。不眠でお悩みの方はぜひお尻の硬さをチェックしてみてください。

美尻を失う恐怖 ❶
お尻の機能低下で一般的に出やすい12症状

12 年寄りじみた姿勢

お尻の筋肉を使って本来の「姿勢が良い」を目指す

―― 背筋が伸びた姿勢だけでは若々しいとは言えない ――

　病気や怪我することなく、元気に暮らせる事は何よりも大切です。その上でできることなら見た目も若々しくありたいものです。若々しく生きるために様々な努力を欠かさない人たちも多くなっています。運動、食事、そして整形など、方法は多岐に渡っており、ビジネスとして一大産業をなすものもあります。

　「若々しく見える人」にはどのような特徴があるでしょうか？

　真っ先に思い浮かぶのは「姿勢の良い人」だと思います。姿勢が良いだけで1つ1つの動きがクイックに感じたりします。

　また胸を張って視線を真っ直ぐ前へ向けることができ、自信に満ち溢れた雰囲気を醸し出します。

　「姿勢が良い」というと、背筋が伸びた姿勢を思い浮かべる人は多いはずです。しかし背筋が伸びた姿勢だけでは若々しく見えるフォルムにはならないというのも事実です。

「背筋が伸びた姿勢」＝
「若々しく見えるフォルム」ではない。

股関節、膝関節が曲がると若々しさは極端に失せる

現在は様々なものが発達し便利になりました。それによって日常生活での活動性が低下している事も事実です。昨今はコロナ禍でのリモートワーク推奨もあったため、仕事時間を含めて座っている時間が長くなっている方も多いはずです。

座っている時には股関節と膝関節は屈曲しており、両関節ともに曲げた姿勢です。股関節、膝関節が少しでも曲がっていると、背筋を常に伸ばした姿勢の人でも見た目の若々しさは失せていってしまいます。

股関節や膝関節が少しでも曲がっていると、若々しさが失われる。

筋肉が縮んだ状態で硬くなってしまうと?

座っている時に背筋が伸びていても股関節、膝関節が曲がっているとします。この時には股関節を屈曲させる筋肉（＝大腰筋、腸骨筋等）と下肢の後面筋肉（＝ハムストリングス等）が縮んだ状態です。この状態を長時間強いられていると、それらの筋肉は縮んだ状態で硬くなってしまい伸びにくくなります。その後、筋肉が伸びにくくなっている事に気付かず生活していると、股関節、膝関節を曲げた楽な姿勢が少しずつクセついてしまいます。

お尻の筋肉の動きで、股関節と膝関節の屈曲に抗う

ここでも重要なのがお尻の筋肉であり、見た目の若々しさにも効果をもたらします。お尻の筋力が低下すると、股関節を伸ばす動作も疎かになります。膝関節も必然的に伸ばせなくなります。

お尻の筋肉の働きは「伸展（＝伸ばす）」です。これは股関節や膝関節を屈曲させるのとは反対の動きです。お尻の筋肉の動きが活発なら股関節と膝関節の屈曲に抗います。楽な姿勢を取らず、背筋に加えて下半身も常に伸ばした状態でいられます。

関節を曲げるだけではなく、しっかり伸ばす意識を持つことが重要。

お尻の機能低下で
一般的に出やすい12症状

1. 腰痛
筋肉、筋膜の緊張が原因ならお尻の筋肉を緩めることで改善する

2. 肩こり
「筋膜リリース」等の対処療法を行って、お尻の筋肉を緩めることが有効

3. 寝違え
僧帽筋や肩甲挙筋の過緊張によるお尻の筋肉硬化が原因

4. 偏頭痛
お尻の筋肉を緩め、筋膜緊張の伝播を遮断することで改善する

5. 膝の痛み
痛む膝側のお尻の筋肉を緩めることで負担が減る

6. 股関節痛
お尻の筋肉を緩め内転筋の硬化を防ぐことで痛みが減る

7. 変形性膝関節症
大腿四頭筋と中臀筋の筋力を上げ、骨盤を水平に保てるようにする

8. 変形性股関節症
お尻の筋肉量を増やすことで、頸体角部分への負担が小さくなり改善する

9. シーバー病（踵骨骨端症）
シーバー病か、お尻の筋肉が硬くなっての症状か、を慎重に見極める

10. 冷え性
お尻の硬さを取ることで血流が良くなり改善する

11. 不眠
お尻を緩めることで、交感神経と副交感神経のバランスを良くする

12. 年寄りじみた姿勢
お尻の筋肉を使うことで、見た目だけでない「姿勢が良い」を目指す

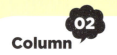

体温とお尻の関係
超美尻筋トレで免疫力アップ

「平熱が1度低いと免疫力が30%低下する」
「体温が低くなる要因として筋肉量がカギを握る」
こういう説を耳にすることがあると思いますが、私自身の経験を踏まえて考えてみたいと思います。

アイスホッケー選手として氷上で戦っていた現役時代のことです。もちろん現在より筋肉量はかなり多かったのですが、平熱は35度4分ほどでした。これはいわゆる低体温と呼ばれる部類で、一般の方々に比べてかなり低かったと思います。当時は体温が36度を越えると、風邪の引き始めのザワザワするような自覚症状を感じたものです。現役引退してから数年前まで、同様な状態だったと思います。しかし現在の平熱は36度台をキープしています。

現役時代には常に腰痛に悩まされました。これはお尻の筋肉が硬くなり血流が悪くなっていたことが原因です。それが私の平熱を低くしていた原因ではないかと考えました。
美尻筋トレのレッスンを受けている会員に尋ねると、「筋トレ開始後、平熱が上がった」と多くの回答がありました。また私が産科病院で担当している妊婦腰痛ケア外来では、施術手順として硬くなったお尻の筋肉を緩めるアプローチから始めます。しばらくすると妊婦さんが身体が熱くなったと訴えます。

これらのケースから私の体温に対する考えに対して、決して間違ってはいないという確信に近い思いを持ちました。
お尻の筋肉が硬くなると血液の流れが停滞して末端が冷えてしまいます。よって「お尻部分で血流を改善すると身体が温まる」というメカニズムも考えられます。
お尻の筋肉が活性化されれば体温が上昇します。つまり「超美尻筋トレによって免疫力がアップする」ということになるのではないでしょうか。

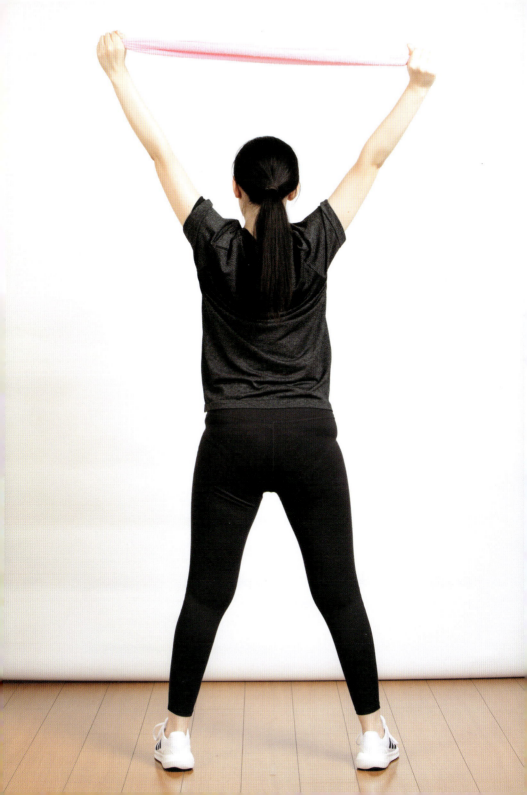

美尻を失うことの恐怖ってなに？ ❷
女性特有の症状

女性が抱える
数多くのトラブルにも
お尻は
影響している

「フェムテック」という言葉を耳にします。

　女性のフェミールと技術のテクノロジーを合わせた言葉。女性特有のトラブルにテクノロジーで対応する分野のことです。このフェムテック業界が2025年には国内で5兆円規模マーケットに成長すると予想されています。これまで秘め事的にされていた女性が抱える様々なトラブルがオープンになり、ビッグビジネスになる可能性を秘めているようです。逆に言えば女性特有のトラブルに関して、今まではほとんど対応がされて来なかったとも言えます。

　女性が抱えるトラブルにもお尻の力、働きが多大な影響をしていると考えます。お尻の力が影響する、特に目立った以下2つの症状事例について取り上げます。

1.
妊婦さんの腰痛

2.
尿漏れ

女性特有の症状に関する対談

五輪アスリートの岡崎朋美氏（写真左）と超美尻筋トレ一期生・本国玲奈氏（同右）による対談はP52

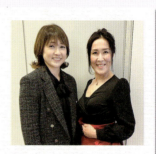

美尻を失う恐怖 ②
お尻の機能低下で発症しやすい女性特有の2症状

1 妊婦さんの腰痛

妊婦さんの腰痛はお尻の筋肉の硬化も大きな原因

「妊娠中の腰痛は仕方がない」で済むマイナートラブルではない。

　妊婦さんの約7割が妊娠中の腰痛に罹患すると言われています。しかし長年に渡って多くを悩ませるトラブルにも関わらず、治療を敬遠する医療機関が多いのが現状です。医師によっては「妊娠中の腰痛は仕方がない」というマイナートラブルとして扱うケースすら多く見受けられます。

　妊娠中の妊婦さんはホルモンバランスが崩れて体調がすぐれない時も多くなります。精神的にも様々な不安やプレッシャーに押しつぶされそうなって気が休まる時もないはずです。そういった時に腰痛まで抱えるのはかなり辛いことです。妊娠中の腰痛を軽減もしくは無くすことができれば、女性にとっての「出産」という大きな幸せがより素晴らしいものになるはずだと思います。

妊娠中の腰痛＝放置しても良いマイナートラブルではない

妊婦さんの腰痛は適切な施術で改善可能

　私は2014年から東京都江戸川区小岩の岩倉産科婦人科で妊婦腰痛ケア外来を受け持っています。多くの妊婦さんと接してきた経験から、妊婦さんの腰痛も発生機序は一般の腰痛と同じだと考えます。お尻の筋肉が硬くなることで発症するので、適切な対応と施術で改善は可能です。

　妊娠中は以下の3つの発症要因で腰痛発症の確率が高まります。

「リラキシン」の分泌	リラキシンと言うホルモンは、全身の骨の周りについている靭帯などの軟部組織を緩める作用があります。このホルモンのおかげで出産時に産道が開き、赤ちゃんが生まれてくる通り道を確保できます。しかし軟部組織が緩むことによって骨盤も不安定になります。上半身と下半身のバランスが悪くなり、腰部に痛みが出やすくなることが考えられます。
赤ちゃんの成長で腰部への負担が増す	妊娠中は妊婦さんのお腹の中で子供さんが成長を続けています。妊婦さんのお腹はせり出し重心位置も前方へ変位して腰部に負担が増大します。「妊娠後期は腰周辺の筋肉に自身体重の2倍から4倍の負担が掛かる」と東京工業大・中島 求先生のグループも2010年に検証報告しています。
妊婦さんのお腹部分の重量が増えてお尻の筋肉が硬くなる	産まれるまでは赤ちゃんの体重も妊婦さんにカウントされます。お尻に掛かる負担も増え、お尻の筋肉が硬くなりやすくなります。お尻の筋肉が硬くなって腰痛を発症しやすくなるのは、妊婦さんでも一般の方々でも同様です。

　病院において対応を敬遠されやすい妊婦の腰痛ですが、お腹への圧迫を回避しつつ横向きでお尻の筋肉を緩めることで改善します。全てとは言えませんが症状は確実に良くなるはずです。「仕方ない」で済ませ何もせずにいるのではなく、お尻の状態を確認してほしいと思います。

Point!

妊娠中の腰痛の原因
➡ リラキシンの分泌、重心位置、赤ちゃんの体重

妊娠中の腰痛に対して
➡ お尻の筋肉を緩めることで改善する

美尻を失う恐怖 ❷
お尻の機能低下で発症しやすい女性特有の2症状

2 尿漏れ

尿漏れは骨盤底筋の筋力低下が引き起こす

> お尻の筋肉を使って骨盤底筋を刺激することで尿漏れは改善する

　「尿漏れ」(「チョビ漏れ」)のトラブルに悩む女性は多いはずです。原因は「骨盤底筋」の筋力低下が挙げられます。

　骨盤底筋の筋トレ方法等を目にするようになりました。しかし理解していただきたいのは、骨盤底筋自身は単独で動かすことができないということです。お尻の筋肉や太腿の内側の内転筋群を動かすことで、骨盤底筋も連動的に刺激することができます。お尻の筋肉を使うことで骨盤底筋への刺激ができて、尿漏れ等の症状も減るということです。

　私が超美尻筋トレでレッスンしている会員さんからも尿漏れの相談を受けます。またこのような報告もあります。以前はお風呂上がりに身体を拭き終わった頃、時間差で膣からお湯が流れ出てきていた。しかし超美尻筋トレを始めてから、その症状がなくなっていったということ。骨盤底筋の仕組みを考えれば納得できます。尿漏れに悩む方は、ぜひお尻の筋肉に注目してほしいと思います。

尿漏れに関わる骨盤底筋 ＝ お尻の筋肉を動かすことで刺激を与えることができる

体験手記

『石岡式・アラフォーからの

本国玲奈 トータル美活サロンLenaLea、ヒーリングセラピスト、
超美尻筋トレインストラクター

◆ 超美尻筋トレ知らないうちに「尿漏れ」改善

　私は2019年6月に多発性子宮筋腫により子宮摘出の手術を受けました。当時44歳、出産経験2回、ある程度の年齢になればよくある話。それでも諦めきれずにサードオピニオンを受けようやく決心した手術でしたが、いざ産婦人科へ行くと、何とも言えない喪失感が湧き涙が止まりませんでした。更に当時は父の介護もあり心身共に疲弊していました。

　術後はドクターの指示通り安静に過ごし、数ヶ月経ったある日お風呂の鏡に映る自分の姿に愕然。まるで座布団みたいに「ぺっちゃんこ」なお尻は、ため息しか出ない状態。筋力が落ちた下半身は私のお尻を支えきれなかったのです。丁度その頃美尻筋トレと出会い、まずはリハビリとしてスタート。週2回のレッスンを1ヶ月受講後、明らかにお尻の角度が上がりました。カカトを使ってしっかり立てるようになる事で姿勢も改善、バストトップの位置にも変化が現れました。それからは月に1度の測定が楽しみで、いつのまにか美尻筋トレに夢中になりました。

　また3ヶ月経過する頃には、産後から密かに悩み続けていた「尿漏れ」まで改善しました。これは同じ悩みを抱える女性にお伝えしたいです。

本国玲奈 *Hongoku Lena*
トータル美活サロンLenaLea、ヒーリングセラピスト、
ATA認定フェムケアリスト、超美尻筋トレインストラクター

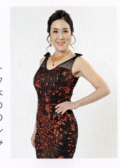

1975年11月14日東京生まれ。幼少期は叔母であるフィギュアスケーター渡部絵美が主宰する子供スケート教室に通い、近年は同教室のスタッフとしても活動。2023年、ミセスグローバルアース東京大会および日本大会のファイナリストとなる。44歳の時に婦人科系の手術を受け、その後の筋力低下による体型の変化に衝撃を受ける。同年9月、長年親交のある石岡知治先生の美尻筋トレ第一期生として参加し、現在は美尻筋トレインストラクターとして活動。自身の体験を活かし、女性の心身の悩みに寄り添いサポートしている。

超美尻筋トレ』で私が得たもの！

◆ お尻の筋力回復が自信を与えてくれた

　現在私は美尻筋トレインストラクターとしても活動をし、皆様の健康と笑顔に貢献することがライフワークになりました。人は外見だけではなく、自分の心を120％満たすことで自分軸が確立し、あらゆるプレッシャーに左右されなくなります。自分を知り、受け入れ、愛することは他者を支える力につながるのです。自信に満ちた女性の輝きが、社会をより美しくすると信じています。

　そして美尻筋トレを継続して得た自己肯定感のおかげで、2023年はミセスコンテストにエントリー、日本大会のファイナリストに選ばれました。自分を成長させてくれた『石岡式・アラフォーからの超美尻筋トレ』には感謝しかありません。「意識が変われば未来も変わる」。私はまさにこれを体現しました。美容のみならず健康寿命延伸のためにも、このメソッドを全国に広め、インストラクターを養成していく事が私のミッションです。年齢と経験を誇りに思える女性が日本中に増える事を心から願っています。

　全ての出愛いに感謝を込めて。

お尻の機能低下で発症しやすい女性特有の2症状

1. 妊婦さんの腰痛
ホルモンや重心位置など理由は多々あるが、お尻の筋肉を緩めることで改善

2. 尿漏れ
お尻の筋肉を動かして骨盤底筋を刺激することで改善

Special 1 ● 対談

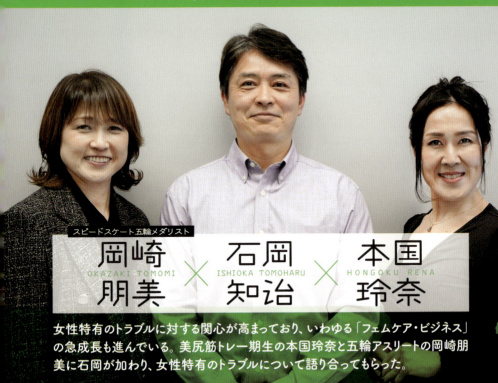

スピードスケート五輪メダリスト
岡崎朋美 OKAZAKI TOMOMI × 石岡知治 ISHIOKA TOMOHARU × 本国玲奈 HONGOKU RENA

女性特有のトラブルに対する関心が高まっており、いわゆる「フェムケア・ビジネス」の急成長も進んでいる。美尻筋トレ一期生の本国玲奈と五輪アスリートの岡崎朋美に石岡が加わり、女性特有のトラブルについて語り合ってもらった。

女性特有のトラブルと筋肉の関係性

石岡 女性特有のトラブルは少し前までは秘め事のようなことでしたが、最近はオープンになり始めています。また、フェムケアという対応策が様々な分野で注目を集めています。女性特有のトラブルは尿漏れやPMS（＝月経前症候群）、生理痛など様々なものがありますが、お尻の筋肉の硬さが原因と思われるものも多数あります。

本国 女性の多くが直面する問題だと思います。私は25歳と26歳で子供を産んだのですが、その辺から尿漏れに悩まされ始めました。最初に気付いたのは子供と一緒にトランポリンをした時、尿漏れが起こっていることを自覚しました。その後は日常生活内でも尿漏れがあり、誰にも言えないので悩んでいました。30代くらいになると周囲に対しても少しず

つ笑って話せるようになりましたが、根本的な解決策は見つからない状況でした。

石岡 岡崎さんは42歳までスピードスケートで現役を続けられました。今は現役引退して子供もいますが、女性特有の症状を感じたことはありましたか?

岡崎 スピードスケートをやっていた間は筋トレをやっていたので、お尻の筋肉も発達していました。筋力がついていたこともあり、一般の方々に比べると尿漏れに悩まされたことはなかったかもしれません。

石岡 筋肉の発達によって女性特有のトラブルも少なかった。

岡崎 年齢が高くなってきても、そういった症状を自覚したことはなかった。もしかすると競技中に汗と一緒に尿漏れもしていたのかもしれないですが感じたことはなかったです。

石岡 少なくとも現役時代は女性特有の症状の自覚はなかったと。

岡崎 はい。出産を経験した後は「これが尿漏れなのかな?」と感じるようなこともありました。でも娘の世話が本当に忙しくて、自分自身の症状に対して気を回す時間がなかったいうのも現実でした。加えて自分自身、そういうことをあまり気にしない性格というのもあります。

石岡 女性にとっては出産というのが様々な部分で転換期になると。

岡崎 そうだと思います。でも私の場合は現役引退後もしばらくは筋肉が残っていたと思うので、ひどい症状があまり出なかったのかもしれません。そこから2~3年くらいすると、くしゃみをした時などに「あれ?」ということもありましたから。

骨盤底筋はお尻や内腿の筋肉と連動している

石岡 筋肉量の低下は影響があると考えます。「骨盤底筋」という言葉を聞きますが、そこの筋力低下が尿漏れや子宮脱の原因になるとされています。だから骨盤底筋トレーニング等が色々発信されようになっていますが…。

岡崎　私も骨盤底筋トレーニングを試したことがありますけど、効果を感じるのがすごく難しかった。

石岡　骨盤底筋のみを鍛えるトレーニングが存在しないからです。骨盤底筋はお尻や内腿の筋肉を動かすことで連動して収縮します。だから骨盤底筋が衰えているのは、お尻や内腿が使えていないとも言えます。

岡崎　本当にその通りだと思いました。お尻や内腿の筋肉を動かすことの重要性も理解しておけば、骨盤底筋をよりスムーズに鍛えることもできるはずです。

石岡　本国さんも、筋トレと出会って症状が改善しましたから。

本国　筋トレは5年前に始めました。子宮筋腫の手術をしてから安静にしている時間が長かった時期です。鏡で自分のお尻の形を見て愕然としたのを覚えています。また20代の頃から悩まされた尿漏れなども、改善の兆しもなかった。そんな時に石岡先生に誘われ超美尻筋トレを始めました。それまでは筋トレなどしたことない普通の主婦でしたので不安も多少はありました。でも筋トレを始めて3ヶ月くらいで尿漏れなどが気にならなくなりました。

石岡　筋トレの効果が3ヶ月くらいで出始めた。

本国　目に見える形で変化が現れました。超美尻筋トレによって身体が引き締まっていったのもありますが、同時に日常生活でのトラブルが起こらなくなりました。例えば、しゃがんだ状態でくしゃみをしても尿が出なくなった。「おっ」と思って驚きと喜びを感じたのを覚えています。お風呂から出て時間が経ってから膣からお湯が漏れてしまうのも日常茶飯事でしたが、それもなくなった。下着を変えなくて済むようになりました。体が整ってきているような感じがしました。自分自身に対して再び自信が持てるようにもなりました。

石岡　尿漏れに関しては多くの人から悩みや実体験を聞いていました。だからお尻の筋トレで改善するとは思っていました。でも入浴後に時間差でお湯が膣から出るというのは知らなかった。女性の方から聞かないととわからない悩みや情報でした。そういう症状にも効果があるのを知りました。

＊ポーラ化成工業株式会社が2018年に発表。筋肉で作られる「マイオネクチン」という物質が血液成分

筋トレは肌艶などの見た目にも好影響を及ぼす

本国 超美尻筋トレなくして今の私はいません。超美尻筋トレを始めたことで見た目もそうですが、フェムケアに対しても気持ちが前向きになりました。年齢とともに身体の変化が訪れるのは当然ですが、それに対応することはできるはずです。何もしないで落ち込んだままでいるのが一番良くないと実感しました。

石岡 筋トレは身体に好影響を及ぼすだけでなく、肌艶をはじめとする見た目にも好影響があることが科学的にも実証されています。化粧品メーカーがゲノムレベルで研究した結果、体幹と下半身に筋肉が多い人は美肌ホルモンの分泌が多いそうです（＊）。

岡崎 体型や女性特有のトラブルだけでなく、見た目にも影響があるんですね。ぜひやってみます。やはり女性は何歳になっても綺麗にみられたいですから

石岡 女性は40歳くらいから自分に自信をなくし始める方が多いと思います。そのタイミングで筋トレをしてお尻の形が変われば、見た目はもちろん日常生活でも自信を持てるようになる。明るく元気に生きられて、内面もどんどん美しくなるはずです。

本国 後ろ向きな考えが多かった時期もあったのですが、超美尻筋トレを始めてからはどんどんポジティブになれています。

岡崎 アスリートでも現役引退後に「疲れているのかな？」と感じる人もいます。いつまでも若々しく、明るくいたいです。

石岡 「人生100年時代」と言われる中、健康寿命の延伸が課題です。日常生活の中でいかに不自由なく生きていけるか。そして明るく前向きに毎日を過ごせるか。そのためには下半身、足を鍛えるということは必須要項でお尻も大きく関わってきます。まずは、「自分の足で移動できるか？」が健康寿命延伸の重要要素だと思います。お尻を大事にすれば足も鍛えられるはずです。

として皮膚に運ばれ、シミのもとであるメラニンの生成を抑えると考えられる。

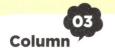

妊婦さんの腰痛緩和
気軽に腰痛ケアを受けられる環境作り

　私は自分の整骨院経営の傍ら、産婦人科病院で妊婦さんの腰痛外来を10年に渡って受け持っています。妊婦さんの腰痛は「妊娠期のマイナートラブルで仕方ない」と判断される例を数多く見かけます。しかし妊娠時の腰痛の苦しみは想像を絶するほど大きいものです。出産は身体と心の両方に大きな重圧がかかる大仕事です。出産時に全集中して元気なお子さんを産んでもらうためにも、できることなら腰痛の苦しみを取り除いてあげたいと考えています。

　二足歩行で生活する人間は腰痛発症しやすい生き物です。加えて「妊婦さんの腰痛（P47）」でも触れましたが、妊娠中はより腰痛に罹患しやすい状態になっています。複数の要素が絡んでいることから、妊婦さんの腰痛を緩和させることは難しいと思われがちです。しかし多くの腰痛同様、硬くなっているお尻の筋肉を緩めてあげることで症状は確実に改善します。

　妊婦腰痛外来にご主人（＝パートナー）がご一緒された場合には、ケア方法を指導させていただいています。これは妊婦さんを横向きに寝かせてお尻の筋肉を緩める方法です。これをパートナーがやってあげることで精神的な安心感も感じてもらえます。落ち着きを感じることでオキシトシンという幸福感をより高めるホルモンが分泌されます。それによって腰痛の除痛効果までも期待できると思います。

　私は「妊娠中の腰痛に対する知識や技術を多くの助産師や産科勤務の看護師に広めていきたい」と考えています。妊婦さんが気軽に腰痛ケアを受けられる環境になれば、妊娠中の肉体的負担や精神的ストレスを和らげることができるはずです。新しく産まれる貴重な命を、誰もがストレスなく迎えられる環境が構築ができたらと思います。

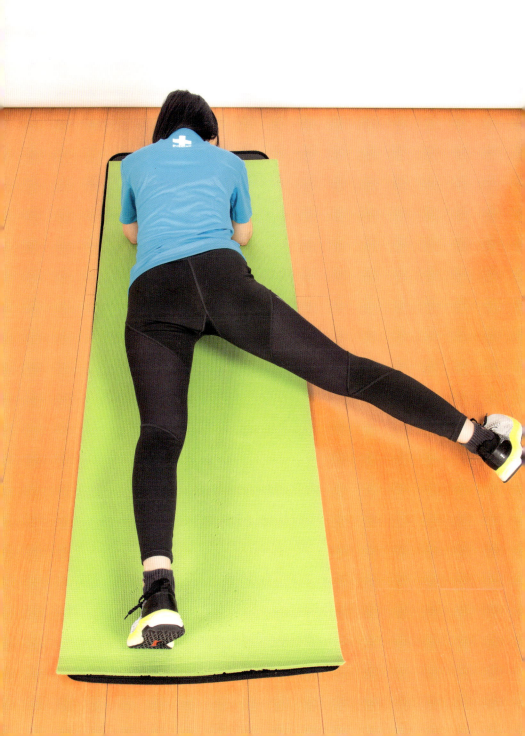

美尻を失うことの恐怖ってなに？ ❸
運動時や アスリート（＝スポーツ選手）に 関わる症状

> 運動時やアスリート（＝スポーツ選手）に訪れるトラブルにも **お尻は関連している**

　運動時やアスリート（＝スポーツ選手）が直面する各種トラブルにも、お尻の力や働きが関わっていることは多いはずです。筋肉や関節、靭帯、腱、骨の怪我や故障だけではなく、時には技術的なものにも影響を与えるケースもあります。ここでは運動時やアスリート（＝スポーツ選手）の以下の症状事例について取り上げます。

1. スポーツ障害

2. スランプ

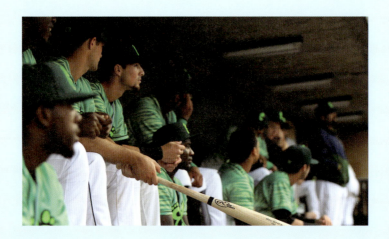

美尻を失う恐怖 ❸
運動時やアスリート（＝スポーツ選手）に関わる2症状

1 スポーツ障害
お尻の硬さとスポーツ障害には関連性がある

繰り返しの外圧で起きるスポーツ障害と急激な外力で起きるスポーツ外傷

　「スポーツ障害」とはスポーツによって起こる故障や怪我のことです。筋肉や関節、靭帯、腱、骨などに繰り返し負担が加わることで引き起こされる障害のことです。身体に急激な大きな外力が加わり発生する「スポーツ外傷」とは異なります。

筋膜は身体の位置情報を脳に送る機能を持つ

　「スポーツ障害」は筋膜の緊張が大きな原因です。全身の筋肉を繋ぐ筋膜は非常に薄い組織ですが、「第二の骨格」と呼ばれるほどしっかりとした支持組織です（P28参照）。
　筋膜には身体の位置情報を脳に送る機能があります。例えば、「ボールを投げる時に腕がどの位の高さにあるのか？」。「膝をどの位曲げて重心を下げられているか？」。そういう身体の位置情報を脳に送ります。筋膜の位置情報送信機能で、各動作を考えなくても再現できます。

スポーツ障害は筋膜の緊張が大きな原因

　しかし筋膜の緊張状態が続くと、筋膜の位置情報送信機能に誤差が生じます。筋膜の緊張はスピードスケートのウエアのあちこちを引っ張られているような状態で、身体は動かしにくくなります。例えば、筋膜の緊張した状態でボールを投げようとします。普通に投げたつもりでも、筋膜の位置情報の誤作で肘の位置が変わってしまいます。自分のイメージとの違いを感じ取り、身体全体に余計な力が入り始めて間違った身体の使い方が刷り込まれます。特定の箇所に繰り返し負担が掛かる動作となり、結果的に痛めてしまう。これが「スポーツ障害」の仕組みです。

お尻の筋肉の硬さがスポーツ障害に繋がるケースも多い

　スポーツ障害で起こる痛みの原因として、お尻の筋肉が硬くなっていることは非常に多いケースです。

　以前、野球をやっている高校生が投球動作中に起こる右肩の痛みのために来院しました。「スポーツ整形の病院に2ヶ月ほど通院していても症状が改善しない」ということでした。ます最初にチェックしたのが右側のお尻です。右側のお尻を軽く指で押しただけでも身体をくの字にするほど痛がりました。次に右側のお尻の筋肉、右腰背部の筋肉の緊張を緩める処置をしました。右肩甲骨の動きを改善しただけの施術ですが投球動作の痛みは消失しました。お尻の緊張が右肩に伝播していたと考えられます。

　スポーツ障害の代表的な傷病名にはオスグット病、シンスプリント、疲労骨折、腰椎分離症、野球肩、野球肘、テニス肘など様々なものがあります。これらの症状全てで、患側（＝症状が出ている側）のお尻の筋肉が健側（＝症状が出ていない側）よりも硬くなっている事が共通して認められます。お尻の硬さとスポーツ障害は関連性があると言えます。

お尻の筋肉が硬くなることが色々なトラブルの原因になるには、以下の悪い流れからです。

お尻の筋肉が緊張する
▼
胸腰筋膜が緊張する
▼
筋膜の緊張が
全身の筋膜に伝播していく
▼
身体の各関節の可動域が
小さくなる
▼
脳が常に違和感を感じ取り
副交感神経の働きが優位になれず、
リラックスできない
▼
様々なトラブルが出現する

Point!

スポーツ障害の原因
➡ 筋膜の緊張で繰り返し過度な負担がかかることで起こる

スポーツ障害の発症時
➡ 症状が出ている側のお尻の筋肉が硬くなっている

美尻を失う恐怖 ❸
運動時やアスリート（＝スポーツ選手）に関わる2症状

2 スポーツ選手のスランプ
スポーツ選手のスランプとお尻の機能には関係性がある

スランプとお尻の硬さの関係性

　スポーツをやっていればパフォーマンスに好不調の波があるのは当然です。昨日までできていたことが今日はうまくできないこともあります。スポーツ経験のある方であれば誰もが思い当たるはず。その状態が長く続くことが「スランプ」と呼ばれるもので、カテゴリーや技術の差に関係なく起こる事例です。

　スランプの原因にも筋膜の緊張が関わることが多々あります。当然、お尻の筋肉が硬くなってしまっていることが原因であることもあります。パフォーマンスが低下している状態の時は、病気が原因の場合を除いてお尻の硬さが関係していることが非常に多いからです。

胸腰筋膜の緊張が動作に誤差を生み出す

　お尻の筋肉が硬くなると胸腰筋膜の緊張が発生、全身の筋膜に影響を与えます。筋膜にある身体の位置情報を脳に送る機能が狂い始めます。筋膜が脳に送る位置情報に誤差が生まれ、自分のイメージと実際の動作（＝関節可動域）にも誤差が生じます。

　例えば、膝を曲げているつもりでも曲げられていない。腰を落としているつもりでも腰高になっている。身体を捻っているつもりでも浅い。腕をいつも通り挙げているつもりでも肘の位置が低い…。このような状態が続くとスポーツ障害を発症する確率も高まります。

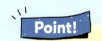

スランプ ➡ 筋膜の緊張が動作に誤差を生み出して普段の動きができなくなる

股関節の可動域が重要

　お尻の筋肉が硬くなっている状態だと、股関節の可動域が狭くなってしまうため良いことはありません。股関節（＝お尻）からの出力（＝パワー）が減りパフォーマンスは確実に低下します。

「股関節をうまく使えている」

　トップアスリートや高いポテンシャルとスキルを持つ人たちに共通している身体の使い方です。股関節がうまく使えることでパフォーマンスを高めることができます。またスポーツ障害などの故障や怪我を防ぐことにも繋がります。

お尻の筋肉の硬さが全身の出力低下の原因

　お尻の筋肉の硬さが全身の出力（＝パワー）低下の原因となりパフォーマンス低下に繋がります。

　例えば、フィギュアスケートの選手です。ショートプログラムでジャンプを完璧に成功させていたのが、翌日のフリー演技では失敗してしまう場合を見かけます。これは股関節の角度（＝曲がり）が浅くなり、重心位置が高くなったスケーティングになっているからだと考えられます。

　スケートの動作では、お尻が担っている動作が全てを網羅します。つまりお尻の筋肉にかなりの負担が掛かります。しっかりとしたケア、リカバリーをできずに疲労を残すと股関節の可動域が減少、腰（＝重心位置）が高いスケーティングになります。結果的に氷に伝えるパワーをロスしてしまい演技が崩れてしまうのです。

股関節から出力したパワーをうまく使う

　スポーツの現場では「下半身を使え」と言われます。しかし正しい下半身の使い方を解剖学的、運動学的に理解するのは難しいことです。間違った理解に沿って指導しているケースも見かけます。
　例えば、「母趾球（＝足の親指の付け根）を意識せよ」という指導方法。母趾球を最初から意識してしまうと、股関節を使った理想的な下半身の使い方にならないことが多くなります。
　下半身の最大パワーを発揮させるためには3つのエンジンが存在します。

第1エンジン	第2エンジン	第3エンジン
股関節（＝お尻）	膝関節（＝太腿）	脚関節（＝下腿）

　「トップ・オブ・トップ」の良いアスリートは、第1エンジンの「股関節」から出力、その後は3つのエンジンを調整しながらうまく稼働させています。

Point! お尻（＝股関節）の重要性
➡ スランプの軽減とスポーツ障害の予防に繋がる

強打者は打ち終わりに投手寄りの爪先が上を向いている

　野球の打撃は最もわかりやすい例です。「右打者は投手寄りの左足（左打者は右足）の母趾球で踏み込め」と指導されていた時期もありました。しかし大谷翔平（ドジャース）をはじめ、強打者の多くがフィニッシュ時に投手寄りの爪先が上を向いているのがわかります。これは母趾球を意識せず、逆に踵を軸に回転しているからです。踵で力を受け止めスムーズで力強く下半身を回転させているからこそ、投手寄りの爪先が上を向いた状態でスイングが終わります。仮に母趾球（＝爪先）で踏ん張っていたらこのような形にはなりません。

守備の巧い野手は股関節と膝関節を連動させている

　また守備時にフィールディングのうまい選手は、股関節を使えているはずです。ゴロ捕球の際に動作が硬く見える選手は爪先荷重になっており、膝を柔らかく使えていないことがほとんどです。足の使い方がバタバタとした印象を受けます。守備の巧みな選手は股関節と膝関節を連動して使うので、動作に柔軟性とスムーズさを感じます。

踵を意識することでお尻の力を活かせスランプ軽減に繋がる

相撲の世界では伝統的に「砂を噛め」と指導されます。これは土俵にしっかりと力を伝えてパワーを生み出すため指導です。しかし「砂を噛め」というと足の指を意識しがちになります。これでは前荷重となり膝上の太腿に負担がかかってしまうため、第2エンジンの「膝関節」からの出力になります。しかし素晴らしい力士たちに共通しているのは、踏み込む際にカカトから始動する事で第1エンジンの「股関節」から出力しています。そして指先は最後に力が抜けていく箇所になります。これこそが本来の「砂を噛め」ということだと思います。

Point!

最大パワーの発揮 ➡ 股関節（＝お尻）から出力して
膝関節（＝太腿）、
脚関節（＝下腿）で調節する

踵を意識することでお尻の力を活かせスランプ軽減に繋がる

片足で立った状態から爪先荷重で屈伸してみてください。膝のすぐ上あたりの太腿にテンション（＝力）が掛かるのがわかります。次に踵荷重で屈伸すると、お尻の筋肉にテンションが掛かるはずです。これは股関節と踵は連動しているからです。

股関節（＝お尻）をうまく使うためには、始動の際に踵を意識することが重要です。そうすることで下半身の力をしっかりと出せるようになり、パフォーマンス向上にも繋がります。お尻（＝股関節）をしっかり使えることで、スポーツ選手のスランプを軽減する助けになるはずです。

Point!

踵への意識 ➡ 股関節を使えて
パフォーマンス向上に結びつく

運動時やアスリート（＝スポーツ選手）に関わる2症状

1. スポーツ障害		筋膜の緊張が大きな要因のため、お尻の緊張が悪影響を及ぼしている場合も多い
2. スランプ		お尻の硬さがなくならないことで、身体の使い方が悪いまま抜け出せない

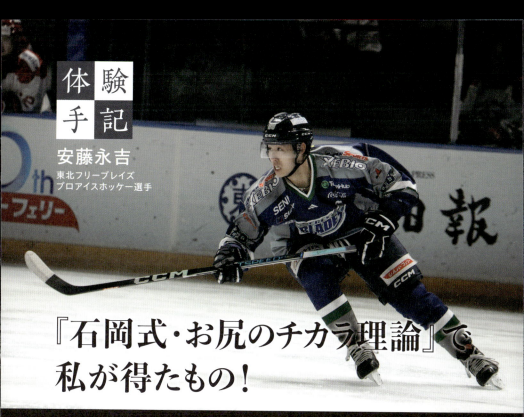

体験手記

安藤永吉
東北フリーブレイズ
プロアイスホッケー選手

『石岡式・お尻のチカラ理論』で私が得たもの！

安藤永吉はアイスホッケーの日本最高峰であるアジアリーグ・東北フリーブレイズでプレーする。法政大時代に石岡知治と出会ったことで、「お尻の重要性を知りアスリートとして大きく成長できた」と語る。

お尻をほぐすことで足が動くようになる

　私が大学1年時に石岡先生が法政大アイスホッケー部メディカルコンディショニングコーチに着任されました。「お尻、股関節の重要性」について多くの知識を教えていただきケアも受けるようになりました。当時、私はまだ完全なレギュラーというわけではなく、ケアの割合も1ヶ月に1度くらい。大学3年になり試合出場機会が増えるにつれ、1ヶ月に複数回のケアをしてもらうようになり、試合前後やコンディションが下がっている時にケアを受けました。ケアは「お尻をほぐす」ことが中心です。ケア中は患部にかなりの痛みを感じますが、時間の経過とともに足が軽く感じ動くようになります。最初にケアをしてもらった時には驚きすら覚えました。石岡先生と太田雅トレーナーのお2人にやっていただきましたが、いつも最大限のパフォーマンスを引き出してくださいました。

股関節の可動域が広がり低い姿勢を保てる

　私はサイドからスピードを武器に攻め上がるのが特徴の選手だと思っています。お尻のケアをしてもらうことで、それまで以上のスピードやキレを出せるようになりました。また感覚的な部分のみでなく、大学3年時のインカレでは得点王獲得という結果にも繋がりました。

　この大会では毎試合前に石岡先生にお尻の筋肉を緩め、股関節の可動域を広げるケアをしていただきました。股関節の可動域が広がることで普段よりも低い姿勢を保つことができ力強いスケーティングができる。準々決勝の早稲田大学との試合ではサイドから脚力で敵を抜き点数を決めました。大会後にはフリーブレイズ入団も内定するなど、私にとって人生の大きな転機になった大会です。

アイスホッケー人生に大きな影響を与えた

　アイスホッケーをプレーしてきた中で、股関節の重要性は常に頭にありました。自分なりに勉強した方法でストレッチやケアも行っていました。しかし石岡先生のケアは全く異なりました。本来持っているパフォーマンスの発揮はもちろん、それ以上の実力も出せるようになることを体感しました。

　また大学4年の9月には手首を骨折しましたが2ヶ月で復帰できました。これも石岡先生をはじめ法政大メディカルチームが全力で支えてくれたからです。大学卒業後のプロ入りまで考えて治療プランを提案してくれました。私のアイスホッケー人生に大きな力を与えていただき心から感謝しています。

　プロ入りした今も、石岡先生に教えていただいた自分でできるケアを実践しています。皆さんにも試していただき効果を実感してほしいと思います。

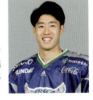

安藤永吉　*Andou Eikichi*
2000年12月1日北海道苫小牧市出身。176cm79kg。ポジションはフォワード。駒大苫小牧高校から法政大学へ進学、大学4年時には主将を務める。大学卒業後、アジアリーグ・東北フリーブレイズ入団。2022-23年冬季ワールドユニバーシティゲームズ日本代表。

PART
III

お尻の
セルフケア方法

お尻の筋肉を柔らかくする4つのストレッチ

お尻のセルフケア方法

1 バランスボールを使ったお尻のストレッチ

ストレッチ

まずは「ほぐす」ことから始めよう。お尻の筋肉を柔らかくする4つのストレッチ。

　ここで紹介するのは「動的ストレッチ」になります。誰もがイメージする「静的ストレッチ」よりも可動域の改善が効果的にできます。また動的なストレッチのために身体を温める効果もあります。

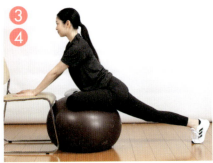

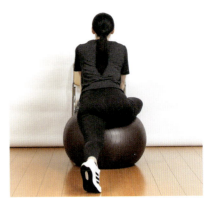

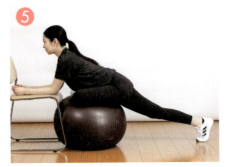

胸と足がくっつくまで 上半身を倒すことで、より効果が上がる。

❶ 壁に椅子の背もたれをつけた状態でセットします。

❷ 椅子にバランスボールを固定するようにセットします。

❸ 椅子の座面に手をついて片側の膝を曲げ、膝から下の外側をバランスボールの上に乗せます。

❹ 乗せていない側の足を後ろへ引きます。

❺ バランスボールに乗せた足を上下動させます。

❻ 上下動は最低30回以上行います。

❼ 反対側も同様に行います。

バランスボールに乗せた足が落ちてしまわないように注意！

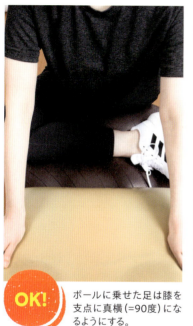

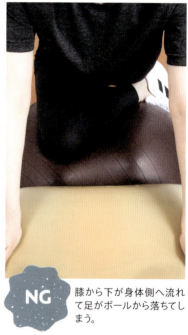

OK! ボールに乗せた足は膝を支点に真横（=90度）になるようにする。

NG 膝から下が身体側へ流れて足がボールから落ちてしまう。

バランスボールがない場合のお尻のストレッチ

バランスボールがない場合は、ベッドや椅子の座面を代用して行います。その時に乗せた足に痛みを感じてしまう可能性もあります。タオルやクッションなどを置いてやりましょう。

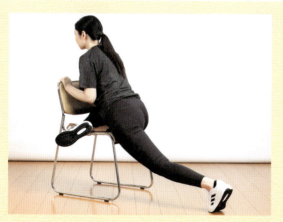

お尻のセルフケア方法

2 椅子に座りながらのお尻のストレッチ

動画でCHECK!

❶
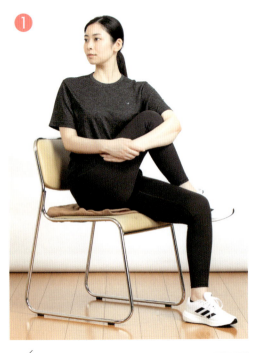

❷
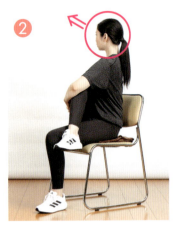

❸

❶ 椅子に座った状態で片側の足を反対側の足に組むように乗せ、組んだ足を抱え込みます。

❷ 顔を組んだ足側へ向けて、身体を捻ります。

❸ 乗せた足はそのままで、下の足を左右に動かします。

下の足を細かく
左右に動かすことで
動的ストレッチになる。

下の足を左右に動かすことで、お尻のストレッチ効果が上がる。

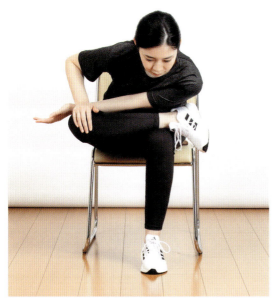

① 椅子に座った状態で片側の足の足首を反対側の足に乗せます。

② 更に組んでいる足と反対側の腕を手のひらを上に向けた状態でクロスさせます。

③ 膝を押さえながら上半身を前傾させると、お尻と一緒に肩甲骨周りのストレッチもできます。

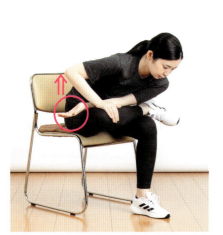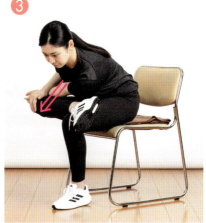

膝を抑えながら前傾することで、お尻、股関節と共に肩甲骨周りのストレッチもできる。

 股関節がしっかり開いていることを意識しながら上半身を倒す！

> お尻のセルフケア方法

3 床の上での お尻のストレッチ１

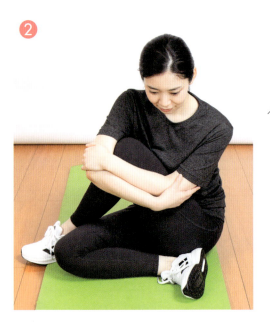

❶ 床の上にあぐらをかくように座ります。

❷ 片側の足をクロスさせて反対側の太腿にかけます。

❸ 上半身をかけた足の方へ捻りながらクロスした膝を反対側の腕で抱えます。

❹ 少し痛みを感じるくらいで約10秒ストレッチします。

❺ 上記のストレッチを左右行います。

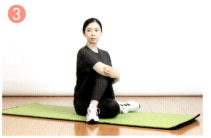
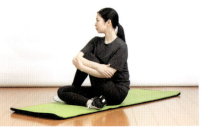

上半身をしっかり捻って、クロスした膝を両腕で抱え込む。

お尻の筋肉がしっかり伸びていることを意識する！

> お尻のセルフケア方法

4 床の上での お尻のストレッチ2

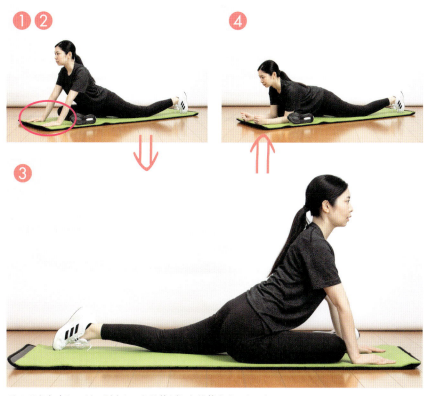

手のひらを床につけて肘をしっかり伸ばした状態からスタート。

❶ 床の上に座って片方の膝を曲げます。

❷ 片方の足を後ろへ引きます。

❸ 両方の手のひらを床につけて肘を伸ばします。

❹ 手のひらを前方へスライドさせ、両腕の肘を床につけ胸を近づけます。

❺ 少し痛みを感じるくらいで約10秒ストレッチします。

❻ 上記のストレッチを左右行います。

＊「床の上でのお尻のストレッチ2」動画は、P72「床の上でのお尻のストレッチ1」動画内に入っています。

4 床の上でのお尻のストレッチ 2

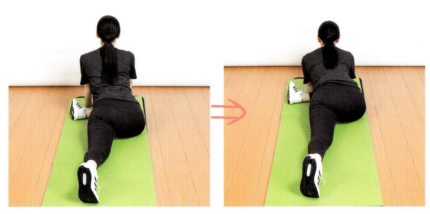

上半身を前傾させた際も両足が垂直(=90度)に交わっているようにする。

Focus! 頭から爪先までしっかり伸びていることを意識する！

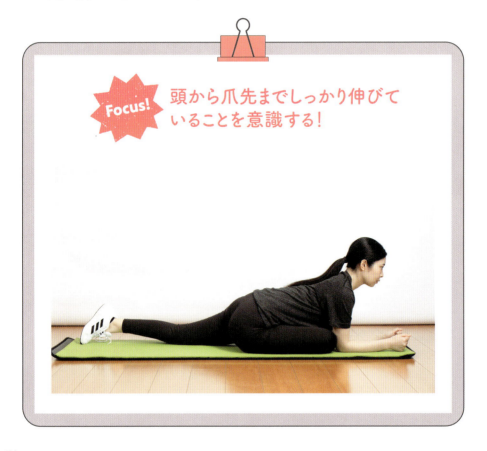

【お尻のセルフケア方法】

お尻の筋肉を柔らかくする4つのストレッチ

ストレッチにおいては、「身体をしっかりほぐす」ことを意識します。ここで紹介する「動的ストレッチ」を行い、可動域を改善しながら身体を温めましょう。

1 バランスボールを使ったお尻のストレッチ

上下動を 最低30回 行う。

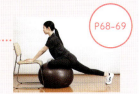

P68-69

1' バランスボールがない場合のお尻のストレッチ

椅子の上などにクッション代わりになるものを置き、上下動を 最低30回 行う。

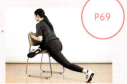

P69

2 椅子に座りながらのお尻のストレッチ

膝を抑えながらの前傾によって お尻、股関節、肩甲骨 にも効く。

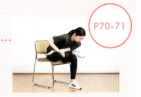

P70-71

3 床の上でのお尻のストレッチ 1

約10秒間 少し痛みを感じる程度で行う。

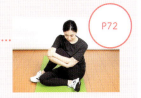

P72

4 床の上でのお尻のストレッチ 2

約10秒間 少し痛みを感じる程度で行う。

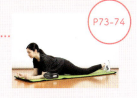

P73-74

Special 2 ● 対談

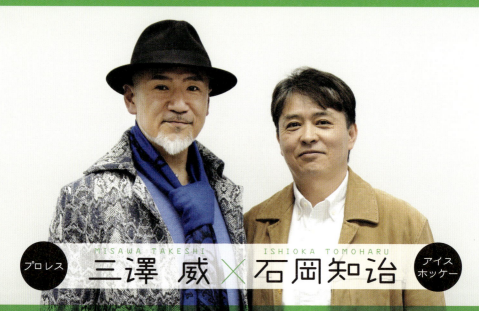

プロレス
MISAWA TAKESHI
三澤 威 × 石岡知治
ISHIOKA TOMOHARU
アイスホッケー

元新日本プロレス・レスラーであり、現在は同団体のメディカルトレーナー兼トレーニングディレクターを務める三澤威（みさわたけし）。石岡知治と三澤は帝京医術専門学校の同級生で30年以上の関係となる。競技は違えど同じ志を持つ2人が語る、「お尻はロマン」の意味とは。

入学式、日本武道館の階段での出会いから30年

石岡　三澤先生との出会いは柔道整復師の資格を取る専門学校で同級生だったことです。ですから30年以上の付き合いになる仲間というか戦友のような感じです。今でこそアスリート引退後にセカンドキャリアとして治療の世界に入る人が増えました。しかし当時は引退後にこういう道に進む前例がない時代でした。現役時代にお互いが関わっていた競技の枠を超えた奇跡的な出会いだと感じます。

三澤　クラスが同じで、いつの間にか仲が良くなった感じです。高校や大学のクラスメートと同じで少しずつ距離が縮まりました。アイスホッケーは実際に観たことはなかったですが、肉体のぶつかり合い、格闘技

のイメージを持っていました。そういう激しい世界から来た人なんだとは思っていました。

石岡 入学式の時に日本武道館で初めて会ったことを覚えています。会場の階段のところで会ったのですが、本当にゴツい人だったという印象が残っています。プロレスラー・蝶野正洋さんのような感じのヒゲをしていて「怖い」と感じました。その後すぐにクラスメートになって、今もこうやって付き合いがあるのには笑ってしまいます。

スクワットの種類や方法で
鍛えられる場所や効用が変わる

石岡 私は「お尻、股関節」を重要視して施術を行っています。現役時代を振り返っても、お尻や股関節のコンディションが競技のパフォーマンスに大きな影響を与えていたと思います。しかしそういった大事なこ

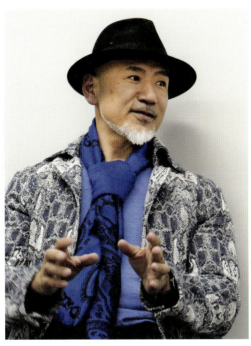

とは、現役を引退して施術の勉強をしてから気付いた部分でもあります。

三澤 「お尻、股関節」の重要性は全く同感ですが、私も現役時代はわかっていなかった部分です。

石岡 時代も違いますが情報量も今ほど多くなかったので、身体を鍛えてプレーレベルを上げることだけを考えていた気がします。

三澤　「プロレスラーといえばヒンズースクワット」というイメージがあると思いますが、まさにその通りでした。私は子供の頃からサッカーをやっていたので下半身は比較的、強かったと思います。だからレスラーになるための練習でスクワットをやっていると、自然にお尻も大きく足も太くなりました。下半身だけ大きくて気持ち悪いくらいだったと思います。

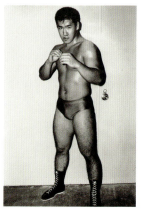

写真：本人提供

石岡　もともと下半身が強いのに加え、スクワットでどんどん大きく発達したということですね。

三澤　ヒンズースクワットをしっかりやると、スタミナもつくし筋力も上がります。またスクワットでも方法によっては効用が異なりますし、膝を痛めやすい人などもいます。全てをヒンズースクワットでやるわけではなく、状況等によっていろいろと変化させてスクワットを行います。

石岡　ヒンズースクワットという印象ばかりが独り歩きしていますが、それ以外の様々な種類のスクワットを組み合わせている。

三澤　はい。「ハーフ」「フル」など、やり方によって鍛えられる場所が変わります。またやる人のコンディションで角度が変わったりもしますので難しい部分もあります。

石岡　もちろんアイスホッケー選手もスクワットはやりました。

三澤　例えば、スクワットの括りの中でも「ジャンピングスクワット」というのがありますが、刺激が全く違います。他にもスクワット以外に足の運動には多くのメニューがあります。スクワットだけではバランスが崩れるので注意も必要です。

石岡　レスラーはスクワットのイメージがありますが、それだけではない。

三澤　そうですね。またスクワットだけでも何十種類も方法があります。それをトランプを使ったゲーム形式で、種類と回数を組み合わせてやっ

たりもしていました。厳しい練習になりますが、手を替え品を替えマンネリしないように工夫していました。

石岡 私はスクワットでは太ももの筋肉を鍛える意識を持ってやっていました。レスラーの方も同じですか？

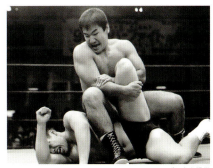
写真：本人提供

三澤 太ももだけでなく、お尻を含めた多くの部位を鍛える意識はあります。ただしヒンズースクワットで唯一鍛えられないのが中臀筋です。片足で行わないメニューなので中臀筋だけには負荷がかかりません。よって片足ラウンジやシコを交えることを忘れないようにしていました。偏った一定の練習だけ繰り返すと筋肉のつき方もおかしくなり、怪我や故障に繋がるケースもあります。

石岡 お尻の筋肉「小臀筋、中臀筋、大臀筋」には、それぞれの役割があります。例えば、小臀筋と中臀筋には股関節を内側、外側に捻る時に使います。また歩く際に骨盤を水平に保つ役割がある。小臀筋と中臀筋が弱ると歩く時に水平に保つのがキツくなり、外へ外へ横揺れが出てしまいます。ご老人が揺れながら歩いているのはそのためです。ヒンズースクワットの動作は股関節の屈曲はあっても捻る動作がありません。「外転」という外側へ開く動作もないので、中臀筋に効果がありません。他メニューを組み込んでバランスを維持する方法は素晴らしいです。

アントニオ猪木のお尻はかっこよかった

石岡 お尻に関してはどのように感じていましたか？

三澤 他のレスラーのお尻の形は常に見ていたと思います。プロレスでのタッグ戦では出ていない選手がコーナーに控えていて後ろ姿をさらし

ます。だからセコンドに付いていると、コーナーにいる選手の後ろ姿をしっかり見ることができます。人によってお尻の形が違うのはよくわかりました。年齢を重ねたり、練習が不足している選手は垂れている場合もあります。見た目が悲しいものがあるので、それは嫌だなとは思っていました。

石岡 自分自身が思う「かっこいいお尻」のイメージはありますか？

三澤 形は遺伝もあるので仕方ないと思いますので、それよりも張り具合に目が行きます。例えば昔のレスラーはショートタイツだったのでわかりやすかった。トレーニングをしっかり積んだレスラーのお尻は本当にかっこよく見えます。

石岡 関わってきたレスラーの中で印象に残っているお尻の選手はいますか？

三澤 やはりアントニオ猪木さんです。現役引退するまで隠すことなくショートタイツを貫いていました。あとは黒人系の外国人は筋肉のつき方が全く違いますからお尻の形もかっこいい。また施術をしても形や柔らかさ、弾力等が日本人とは全然違います。

石岡 外国人は筋肉の質が違うのは常に感じます。

三澤 プロレスでは試合中にタイツを引っ張りあってお尻を出したりする時もあります。試合中のバラエティ要素があってのことですが、この時には実際のお尻が見えるので良いお尻かどうかがわかります。藤波辰爾さんなどは本当にかっこいい、見応えあるお尻です（笑）。

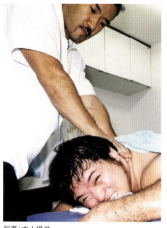
写真：本人提供

石岡 筋肉量は個人差がありますが、それが活性化されているかで変わってきます。活性されている人は姿勢も良くなります。何もしないとお尻の筋肉は衰えてしまい姿勢が悪くなる。股関節が伸びないので前傾気味になってし

まいます。身体が前傾すると膝もバランスを取ろうとするので、全体的にお年寄りじみた姿勢になる。例えば芸能人の人で見た目がかっこよくても、歩き方が衰えているする人がいます。これはお尻の筋力が落ちてしまっているからです。

お尻の筋肉が全身に大きな影響を及ぼす

石岡 私もアイスホッケーをやっている間は、お尻だけを意識はすることはなかった。当時はお尻とスポーツの関係性は理解できていなかったです。でもこの世界（＝施術家）に入ったきっかけがお尻、腰痛で悩んでいたからでした。

三澤 何かのきっかけがあったのですか？

石岡 現役時代の腰痛に困っていた試合直前、知り合いから紹介された先生にお尻だけをほぐしてもらったことがありました。施術中はとにかく激痛が走ったのですが、痛みが和らぎ、試合で素晴らしいパフォーマンスができました。お尻と腰痛の関係性が実体験としてわかりました。同じように悩んでいながら知識がないアスリートのために何かできないかと思いました。

三澤 私は治療の世界へ入って「緩める」ということを知りました。その中でも「腰痛などはお尻を緩めると気持ち良い」ということに感銘も受けた。坐骨のあたりを狙って施術すると下半身がスッキリする。つまりお尻を施術すると腰痛が良くなり、動きが回復します。これはほとんどの動きで股関節の動きが関わっているからです。

石岡 これはアスリーとだけでなく妊婦さんも同じです。腰痛持ちはお尻の筋肉が硬くなっています。もちろん内科的な腰痛もありますが、一般的な腰痛に関してはお尻の筋肉が硬くなっているから。大抵の腰痛はお尻を緩めると改善します。

三澤 お尻の筋肉が影響を及ぼしているのは同じです。

石岡　特に妊婦さんはデリケートで神経が研ぎ澄まされていますから影響も大きい。また冷え性の方も同じです。お尻の筋肉は層が厚いので筋肉が硬くなると、その部分で血流が悪くなり末端が冷えます。お尻を緩めるだけで汗ばむくらいです。

三澤　そして何よりも施術を受けている人が気持ち良いのが重要だと思います。

お尻の適切な柔らかさをキープする

石岡　お尻はトレーニング（＝メイク）とケア（＝緩める）が重要です。その時には自分のお尻の状態を把握した上で、筋トレやケアの作業をやることが重要です。例えば、痛みの症状が出ている人には「お尻のここが硬くなっているのが悪影響を及ぼしています」と言えます。でも自覚症状が出ていない人に伝えるのは難しい。

三澤　自覚症状が出始めた時にはかなり酷い場合もあります。

石岡　お尻の筋肉が硬くなることで、身体の各所に様々な悪影響を与えます。お尻の影響で股関節が動いていないこともあります。まずは自分のお尻の状態を把握した上でトレーニングやケア作業をやってほしい。

三澤　お尻と股関節の重要性はアスリートや一般人、男女など問わずです。まずは基本的なお尻の筋肉の使い方を知ったり、適切な柔らかさをキープすることが重要。アスリートで五輪や世界レベルを目指す方々でも、そういう基礎的な部分がまずは必要だと思います。

石岡　お尻を鍛え続ければ怪我も減るし病気の予防にもなるはずです。一生、自分の足で歩ける可能性も高まります。またお尻を中心とした下半身の筋肉量が多い人は、「美肌ホルモン」と呼ばれるマイオネクチンの分泌量が多いのも立証されています。実年齢よりも若々しい見た目で過ごせることにも繋がります。

三澤　運動能力的と美意識的の両方の部分があります。我々の時代は「ど

こかの部位がどこに影響する」という情報はなかった。でも今は本当に情報がたくさんあるので的確に活かしてほしいと思います。例えば男女で筋肉量もパワー、股関節の柔らかさも違います。またお尻以外を鍛えた方が運動能力が上がることもあります。断片的な情報に流されることなく、自分が目指すことに最も適した方法を取り入れてほしいものです。

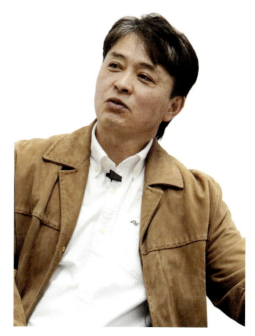

石岡　その通りです。例えば、膝や腰が痛いという痛みに対するお尻へのアプローチでは男女差は感じません。しかし女性の場合はお尻の筋肉の硬さが生理痛などのPMS（＝月経前症候群）にも深く関係します。そういった症状で女性特有の反応もあります。非常に難しい部分はありますが、まずはメイクとケアを大事にしてほしい。これに関しては年齢や性別を問わず普遍的なものだと思います。

お尻を活用することで様々なことができる

三澤　「お尻はロマン」なんです。様々な動物がいる中で、人間だけお尻が発達したと言われます。四足歩行の犬や猫はお尻が小さく、ハムストリングス、太ももの裏側が発達しています。人間は直立歩行でお尻の筋肉を使うことで、足を垂直より後ろへ持っていけます。四足歩行の動物

は足を後ろ（＝背中より上）に上げることはない。だからお尻が発達してきたわけです。

石岡 動物の中で二足歩行は人間だけです。それゆえにお尻が発達したのは間違いありません。逆にそれだけお尻にかかる負担も大きくなります。だからこそお尻のコンディションの重要性を知ってほしいです。お尻はお肉が厚くて雑に扱って良い場所ではありません。筋肉が硬くなったり弱くなることで身体全体に影響を与えます。

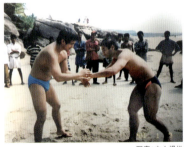

写真:本人提供

三澤 お尻の筋肉の使い方によって人の歩き方には個性が出ます。これはお尻に筋肉があって二足歩行をする人間ならではです。その特権を活かして綺麗に健康に歩くことも追求できます。また二足歩行のみならず格闘技なら回し蹴り、ダンサーなら足を高く上げたりできます。お尻を十分に活用することで様々なことができる可能性もあります。だから「お尻はロマン」です。

石岡 「お尻はロマン」は素晴らしい表現です。

三澤 お尻の筋肉が下がって「寂しいな」と感じるのは、見た目だけでなく「ロマンの先に行けない」と感じるからじゃないでしょうか。お尻をメイク、ケアをしてロマンがある未来へ行きましょう。

Profile　三澤 威（みさわ・たけし）

1976年11月28日秋田県大館市出身。1989年6月に新日本プロレス入門、同10月22日にデビュー（松田納戦）、同12月の試合（獣神ライガー戦）で頸椎損傷の重傷を負う。1年半のリハビリ生活を経て復帰するも、再度、頸椎を痛め現役引退を決意。その後、帝京医学技術専門学校と菅谷整骨院で医療技術を学び、柔道整復師の国家資格を習得。1996年から新日本プロレスメディカルトレーナーとなり、1999年にミサワ整骨院を開院する。現在は新日本プロレストレーニングディレクターも兼任、選手のトレーニングメニューも作成する。

PART IV

運動（＝筋トレ）の重要性

運動で
「ボケない、病気にならない、痛くならない」

運動（＝筋トレ）で健康寿命を伸ばす
・・最良の形で人生のエンディングを迎えるために・・

運動（＝筋トレ）が「ピンピンコロリ」を可能にする

「ピンピンコロリ」という言葉を聞いたことがあるでしょうか？
あまり適切な表現ではないですが、「死ぬまで元気で健康な状態でいる」ということ。これは誰もが抱く共通の思いではないでしょうか。
「ピンピンコロリ」のためには

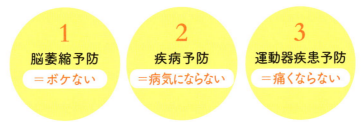

1 脳萎縮予防 ＝ボケない
2 疾病予防 ＝病気にならない
3 運動器疾患予防 ＝痛くならない

の3つが大事で、これらに共通して効果があるのが運動（＝筋トレ）です。

筋トレとは身体を動かすことです。この時は意識しなくても脳からの指令で個々の動作を行います。そして動作の完了報告（＝確認作業）も脳へ送られます。このやりとりが多いほど脳が活性化され脳萎縮予防効果があります。逆に高齢者が寝たきりになると、筋力が一気に落ち認知能力が低下してしまうのはこのためです（「廃用性症候群」と呼ぶ）。

Point!
「ピンピンコロリ」：死ぬ直前まで元気でいること
脳萎縮予防（＝ボケない）、疾病予防（＝病気にならない）、運動器疾患予防（＝痛くならない）

1 脳萎縮予防
＝ボケない
「運動」+「考える」というセット作業

運動（＝筋トレ）運動によって脳の容積が増える

「加齢と共に脳細胞が減るのは仕方ないことだ」と長い間、考えられていました。脳細胞が減るというのは脳が萎縮するということでもあり、認知能力も低下します。よって加齢による認知症状は防げないものとされていました。認知能力が低下すると活動範囲も狭まり、QOL（＝クオリティ・オブ・ライフ、人生や生活の質）が著しく下がることにもつながります。

しかしアメリカの医学博士ジョン・レイティ氏が2009年の著書「脳を鍛えるには運動しかない！」の中で、運動がもたらす右記のような様々な効果を発表しました。

- 運動すると35％も脳の神経成長因子が増える
- 運動することでストレスや鬱を抑えられる
- 運動する人は癌の罹患率が低下する
- 運動を週2回以上続ければ認知症になる確率が半分になる
- その他

加えて以下の実験も行いました。

実験対象：運動習慣のない60歳から79歳の人たち
運動方法：ランニングマシン　**運動時間**：半年間、1時間ずつを週3回
負荷：最大心拍数の40％から70％まで強度を少しずつ上げていく

すると…、脳（＝前頭葉と側頭葉）の容積が増えていたことが判明しました。以前から運動で脳の一部（＝海馬）の容積が増えることは知られていましたが、他部分でも容積が増えるというのは信じられない発見でした。

有酸素運動を30分から1時間ほど行う事で、脳細胞の元となる物質や脳の栄養物質が放出されます。その後に「考える」作業を行うことで、放出された脳細胞の元がそれぞれネットワーク（＝繋がり）を構築した結果、脳の容積が増えると記しています。「運動」＋「考える」というセット作業が脳萎縮予防には鍵を握る要素となるようです。

Point! 運動（＝筋トレ）と考えることによって脳萎縮予防になる！

運動（＝筋トレ）で健康寿命を伸ばす

2 疾病予防
＝病気にならない

運動（＝筋トレ）によってホルモン分泌が促され疾病予防につながる

筋肉がホルモン分泌を促す場合もある

　レイティ氏は「運動による恩恵は、精神的な安定やホルモンバランスの改善、免疫力の向上などの様々な面にも及ぶ」とも記しています。脳を鍛えることで、多くの好影響をもたらすということです。

　日本でも、東京都立大・藤井宣晴先生のグループが以下のような発表をしています。

> 運動すると筋肉が収縮する。
> 筋肉から生理活性物質（＝マイオカイン）というホルモンと同様の働きをする物質が分泌される。

> アルツハイマー予防、癌発症率低下、心疾患の予防改善、脳卒中の減少、鬱、不安の抑制、肝機能、膵臓機能の改善、糖尿病の予防改善などの効果がある。

　「ホルモン」とは、血液で運ばれることで生命機能を維持する働きをもつ情報伝達物質のこと。血糖値が上がると膵臓から分泌されるインスリン等がよく知られます。以前は「ホルモンは内臓で作られている」と考えられていました。しかし藤井先生のグループは、「運動で収縮した筋肉が、ホルモンと同等の働きをするマイオカインを分泌し多様な恩恵効果をもたらす」ことを突き止めました。

　以下の実証する事例もあります。

> AMPキナーゼ（＝マイオカンの1つ）には、インスリンと同等に血糖値を下げる効果がある。

> 下半身の筋肉量が多い人は「美肌ホルモン」と呼ばれるマイオネクチンが多く分泌される（POLA社の研究より）。

　私たちが心掛けなければならないのが免疫力の維持向上です。アメリカでは「Exercise is Medicine（＝運動は薬）」というスローガンが掲げられ浸透しています。身体を動かすことには様々な身体の機能を維持する効果があります。誰もが自覚するべき時代になったと言えるのではないでしょうか。

Point! 運動（＝筋トレ）による筋肉収縮がホルモンと同等の物質を作りだす

3 運動器疾患予防
＝痛くならない

運動器疾患の多くは筋肉の過緊張が原因

自重と重力の両方に抗える筋力が必要

「運動器疾患」とは、腰痛や膝痛など身体に生じる痛みによるトラブルのこと。一般的に約85％の方々が1度は罹患すると言われる、腰痛や膝痛、肩こり、首の痛み、背中の痛みなどのことです。通常の日常生活を行っている中でも罹患する可能性が限りなく高く、これらの予防や対応が「ピンピンコロリ」のために欠かせないとも言えます。

運動器疾患の中には転倒や打撲など、大きな外力が加わり生じた痛みもあります。しかし多くは、筋疲労から生じる筋肉の過緊張が原因です。無理をせずに普通に生活している中でも、重力によって蓄積する疲労によって起こることが多い厄介な疾患です。

地球に住んでいる我々は常に重力の中で生きています。当然、自分自身の身体の重さが重力ストレスとして筋肉への負担となっています。その重力ストレスに抗って身体を支え、運動を可能にしているのが筋力です。よって筋力が低下すると、重力に抗っていくことが辛くなり、動くことが減少傾向となります（＝活動性の低下）。そして筋疲労を助長することになり筋肉はより硬くなりやすく、痛みの出やすい身体になります。加齢と共に身体のあちらこちらに痛みが出やすくなるのは、そういった身体の変化によります。

筋力（＝筋肉）は、同時に自重の一部です。健康に生活するためには、自重と重力の両方に抗うだけの筋力を身につけているのが重要となります。そのためにも日頃から運動（＝筋トレ）を習慣化して筋力維持に努めることが大切です。筋トレは何歳から始めても効果があります。筋トレを生活の習慣に取り入れ、痛みが出にくい身体を目指してみませんか。

筋力を維持することで「運動器疾患」の出にくい身体になる！

運動(=筋トレ)で健康寿命を伸ばす

歩き方を大事にする
歩くだけでお尻の筋肉に刺激を与える方法

動画でCHECK!

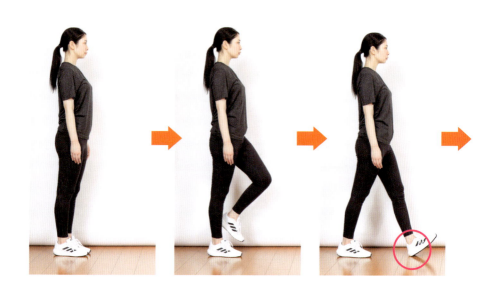

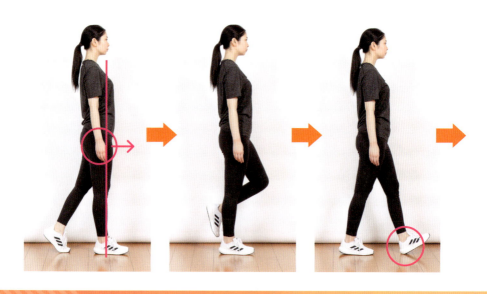

歩く時には踵から接地して骨盤を前に出すことで、お尻の筋肉に力が入る

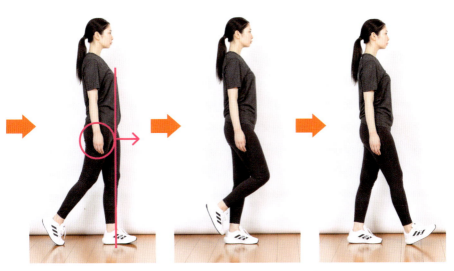

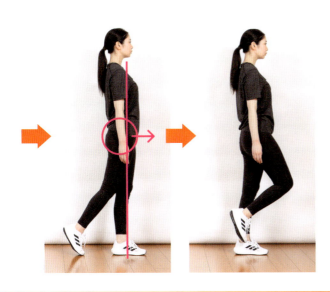

膝をしっかり伸ばすことでお尻の筋肉に力が入る

　日常生活の中の何気ない動作でも、意識するだけでお尻の筋肉を刺激することができます。そのために大事になるのが足の踵部分です。

　普段から歩く時には、進行方向へ向けて足の踵から接地します。そして骨盤を前へ突き出すくらいのイメージを持ってしっかりと膝を伸ばします。そうすることでお尻の筋肉に力が入り、股関節伸展という動作を伴った歩行になります。

運動（＝筋トレ）で健康寿命を伸ばす

良くない歩き方

姿勢が悪く平地でつまづきやすい歩き方

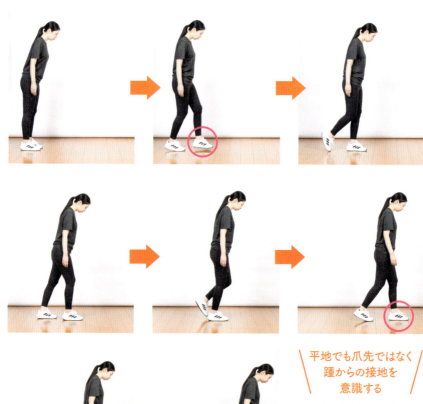

> 平地でも爪先ではなく
> 踵からの接地を
> 意識する

　何もない平地でつまづく方を見かけます。そういう方は足を地面へ付ける際に踵からではなく、爪先寄りで接地している方がほとんどです。踵から接地することで平地でつまづく事はなくなります。

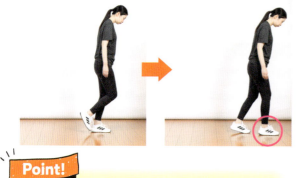

Point!

爪先からの接地で重心が崩れ、
つまづきやすくなる！

階段の昇り方を大事にする

踵を意識してお尻の筋肉に刺激を与える

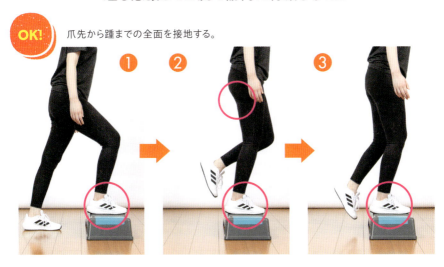

OK! 爪先から踵までの全面を接地する。

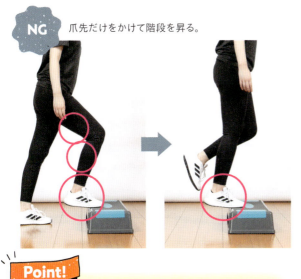

NG 爪先だけをかけて階段を昇る。

Point! 階段を昇る時は爪先から踵までの全面を接地させる！

階段を昇る時も踵から接地する

階段を昇る時も、爪先だけでなく踵まで足をかけて昇ることを意識します。お尻の筋肉に刺激が入り股関節を使うことができ、楽に階段を昇れる感覚が得られます。爪先をステップにかけて階段を昇っている方は多いと思います。太腿やふくらはぎを強化する意識なら構いません。しかし膝に痛みを感じるなどの症状がある方は、踵を意識すると楽になるはずです。

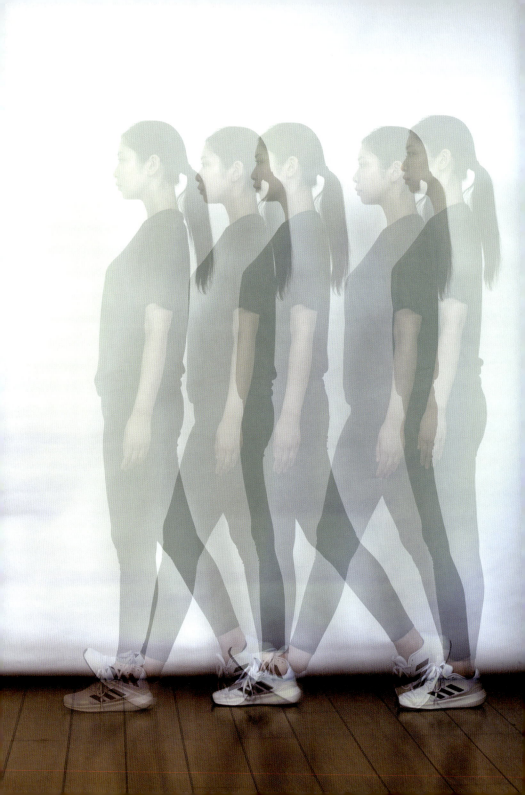

PART V

お尻メイクの筋トレ方法

3ヶ月で効果的にお尻をメイクする
筋トレメニュー

\\ 3ヶ月で効果的にお尻を
メイクする筋トレメニュー //

1ヶ月目メニュー8種目

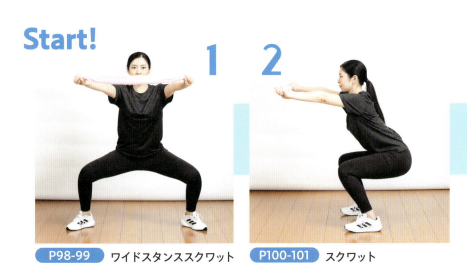

Start!

1 P98-99 ワイドスタンススクワット

2 P100-101 スクワット

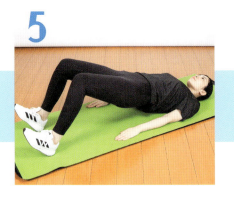

5 P106 ヒップブリッジ

6 P107 ヒップストレートリフト

無理に負荷をかけたり可動域を広げようとしない

　筋トレを始める時に大事にしてほしいのは「絶対に無理をしない」ことです。最初から大きな負荷をかけたり、可動域を広くすると筋肉や関節を痛める原因になります。モチベーションも下がり「三日坊主」で終わりかねません。

　本書では1ヶ月ごとにメニューを作成、3ヶ月後には理想に近い動きができるようになっています。まずは身体を動かすことから始めていきましょう。

3
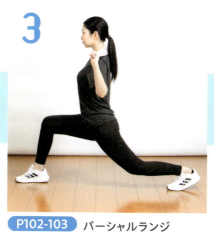
P102-103　パーシャルランジ

4
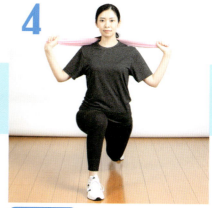
P104-105　レッグランジ

7
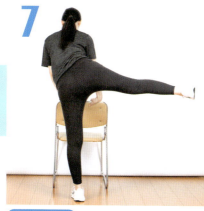
P108-109　ヒップサイドレイズ＆ストレートリフト

8
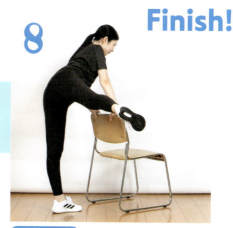
P110　ヒップサークル

Finish!

3ヶ月で効果的にお尻をメイクする筋トレメニュー

1ヶ月目:メニュー8種目

1 ワイドスタンススクワット

動画でCHECK!

「ワイドスタンドスクワット」は入門的種目です。筋トレを始める前はうまくお尻に力を入れる感覚が分からない方が多いと思います。まずはこの種目でお尻に力を入れる感覚を身に付けましょう。

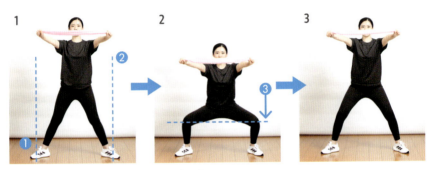

スタンスを肩幅より広く取ってスクワットを行う。

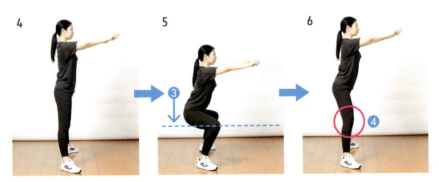

踵重心を意識して重心の上げ下げをする。

❶ 足の幅を大きく広げます。

❷ タオルを引っ張った状態で両肘を伸ばし、手を顔の前(=目の高さ)でキープします。

❸ 踵重心を意識しながら可能な範囲でお尻を下げます。

❹ お尻を閉めるイメージで力を入れるだけで、曲げた膝が自然に伸びてお尻も上がります。この動作が正しく行えていると、膝が伸び切る前にお尻の筋肉が完全に収縮します。

Focus! お尻を閉めるイメージで力を入れれば、膝は自然に伸びてお尻も上がる。

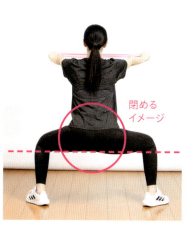

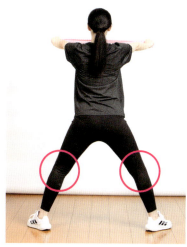

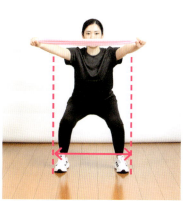

スタンスが狭過ぎないように注意する。

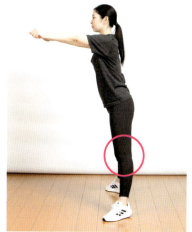

膝が伸び切ってしまう時は正確にこの種目を行えていない。

> **3ヶ月で効果的にお尻をメイクする筋トレメニュー**
>
> 1ヶ月目：メニュー8種目

2 スクワット

　「スクワット」はキング・オブ・エクササイズとも呼ばれ、下半身全体の筋肉を効率よく刺激できる種目です。しかし正しく行わなければ太腿だけに効いてしまいお尻への刺激が弱まります。意識するポイントは踵です。踵と股関節が連動することを理解してください。

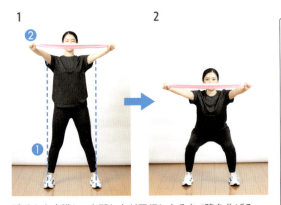

踵重心を意識して太腿と床が平行になるまで膝を曲げる。

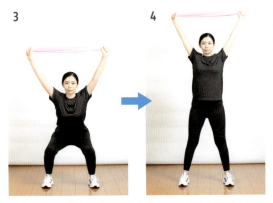

踵を意識しながら大腿四頭筋に力を入れて膝を伸ばす。

① 肩幅くらいの広さで立ちます。

② タオルを引っ張り、肘を伸ばした状態で手を目の高さにキープします。

③ 踵重心を意識して、膝が爪先より前に行かないようにお尻を下げます。

④ 太腿と床が平行になるくらいまで膝を曲げるのが理想です。

⑤ 膝を曲げきったところで再度、踵重心を確認します。重心が前へ移動してしまうとお尻への刺激が弱まります。

⑥ 膝を伸ばす前に両手を頭上に上げます。

⑦ 手を頭上に上げたら、踵で床を押すイメージで膝を伸ばします。

⑧ 大腿四頭筋（膝のすぐ上あたりの部分）に力を入れ、膝を完全に伸ばします。

⑨ 膝を伸ばすと同時に、骨盤を前に突き出すイメージで股関節をしっかり伸展させます。

重心が前に移動することなく、
踵に乗っていることを意識する。

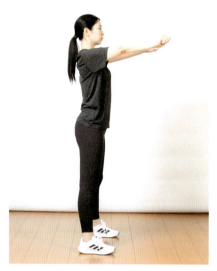

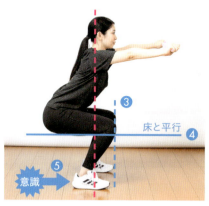

床と平行 ④

意識 ⑤

1ヶ月目

2ヶ月目

3ヶ月目

1：踵で床を押すイメージで大腿四頭筋（＝膝のすぐ上あたりの部分）に力を入れる。
2：膝を伸ばす時には骨盤を前に突き出すイメージで股関節を伸ばす。

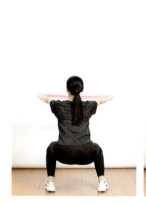

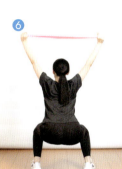

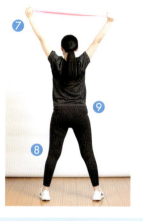

> 3ヶ月で効果的にお尻をメイクする筋トレメニュー

1ヶ月目：メニュー8種目

3 パーシャルランジ

動画でCHECK!

「パーシャルランジ」は下半身全体の筋肉を刺激する入門的な種目です。臀筋群と一緒に、太腿の前後の筋肉（＝大腿四頭筋、ハムストリングス）を刺激します。

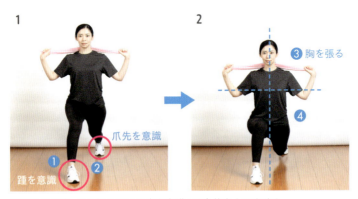

前側の足は踵、後ろ側の足は爪先を意識して身体を上下させる。

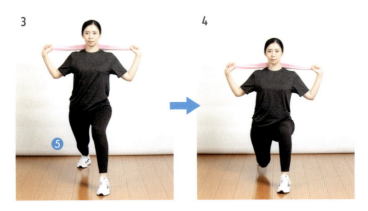

① 両足を前後に開きます。

② 前側の足は踵、後ろ側の足は爪先を意識します。

③ タオルや長い棒を担ぐような形で胸を張り、正面を向くフォームを意識して両足を前後に開きます。

④ 正面を向いた状態で身体を上下動します。この時には前足の膝が爪先より前に行かないように注意します。

⑤ 片方10回行ったら足を入れ替えて反対もやります。

前足の膝が爪先より前に出ないように注意する。

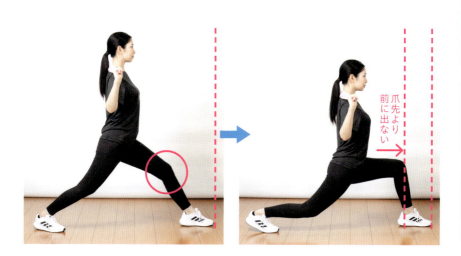

 軽目のバーやポールを使用することで胸を張った正しいフォームが維持され、上半身のバランスを崩さずに上下動できる。

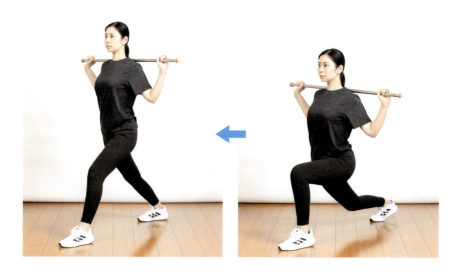

3ヶ月で効果的にお尻をメイクする筋トレメニュー

1ヶ月目：メニュー8種目

4 レッグランジ

動画でCHECK!

「レッグランジ」は下半身全体と体幹に効果がある種目です。下半身と体幹の筋肉量がしっかりしている方は、美肌ホルモンの分泌量が多いと証明されています。若々しさを保つのにも効果が期待できるトレーニング方法です。

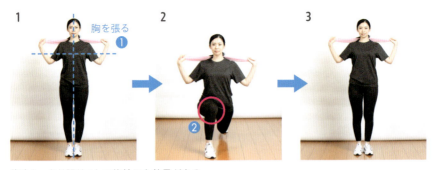

胸をしっかり張りことで体幹にも効果がある。

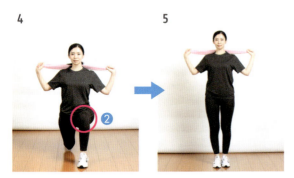

重心を下げる位置など、左右のバランスが崩れないようにする。

❶ タオル（もしくは軽めのバー）を担いで胸を張ります。

❷ 片足を前に踏み込み、そこからスタート時の体勢に戻します。前足の膝が爪先より前に行かないように注意します。

❸ 交互に10~20回を繰り返します。

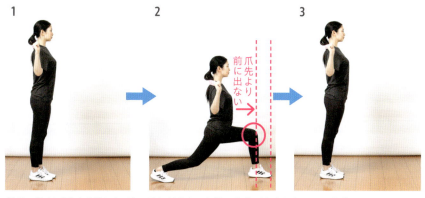

前足の膝が爪先より前に行くと、重心が落ちて身体に負荷がかからないので注意。

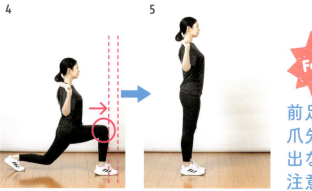

Focus!

前足の膝が爪先より前に出ないように注意する。

軽目のバーやポールを使用することで胸を張った正しいフォームが維持され、上半身のバランスを崩さずに上下動できる。

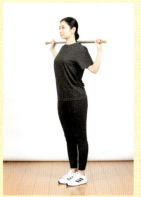
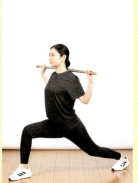

3ヶ月で効果的にお尻をメイクする筋トレメニュー

1ヶ月目:メニュー8種目

5 ヒップブリッジ

動画でCHECK!

　「ヒップブリッジ」は仰向けの状態から股関節を伸展させ、確実に大臀筋に刺激を与える種目です。しっかりとお尻の筋肉に力を入れる感覚を習得させるのに効果的です。

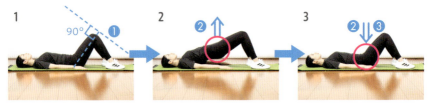

お尻の筋肉に力を入れながらリズムをキープして行う。

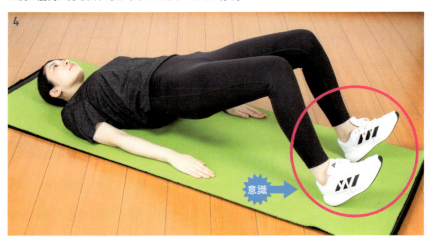

慣れてきたら踵に重心をかけるようにする。お尻の筋肉により負荷をかけることができる。

爪先を上に向けて踵に重心を掛けることを心掛ける。

＊慣れてきたらエクササイズチューブに太腿を通し、外側へ広げながら行うと中臀筋にも刺激が入ります。

❶ 仰向けに寝て膝を90度位に曲げます。

❷ この状態からお尻を上げます。「1、2」で上げて「3」で下ろします。

❸ お尻の上げ下げを10回繰り返します。

3ヶ月で効果的にお尻をメイクする筋トレメニュー
1ヶ月目：メニュー8種目

6 ヒップストレートリフト

動画でCHECK!

　ここからの3種目は、お尻にダイレクトに刺激が入る別名「尻責め3種目」とも呼ばれるエクササイズです。

　「ヒップストレートリフト」は足を後ろに上げる「股関節伸展」と呼ばれる動作で、大臀筋に刺激が入ります。加えて爪先を外側に向けることで股関節外旋という動作が入り、中臀筋の後部繊維にも刺激が入ります。中臀筋のボリュームが増えると大臀筋を押し上げる形になり、ヒップアップにつながります。

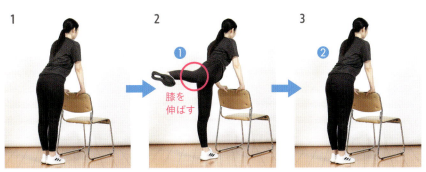

爪先を外側に向けることで中臀筋に刺激を入れることができる。

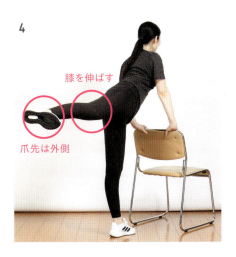

Focus! 膝をしっかり伸ばした状態で行うことが重要。

膝が曲がった状態では太腿後面のハムストリングスも使ってしまうため、臀筋群への刺激が減少してしまう。

❶「1、2」で足を後ろに上げ、「3」で下ろします。膝をしっかり伸ばし爪先を外側に向けることを意識します。

❷片側10回の繰り返しが終わったら、反対側も同じように行います。

3ヶ月で効果的にお尻をメイクする筋トレメニュー

1ヶ月目：メニュー8種目

7 ヒップサイドレイズ＆ストレートリフト

動画でCHECK!

「ヒップサイドレイズ＆ストレートリフト」は股関節外転動作が加わります。

① 膝をしっかり伸ばすことを意識して、足を外側に上げます（＝外転）。
② 「1、2」で足を上げ、「3」で足を外側（＝横側）から後ろに伸ばします（＝伸展）。
③ 「1、2」でキープして、「3」で足を下ろします。

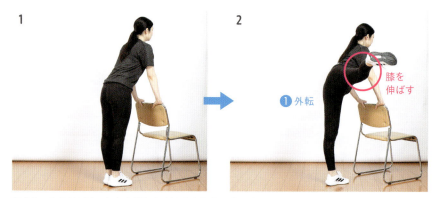

足をしっかり伸ばすことを意識しながら外転と伸展を行う。

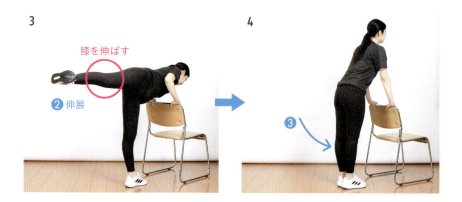

足を外側に上げることを「外転」という。
足を外側(=横側)から後ろに伸ばすことを「伸展」という。

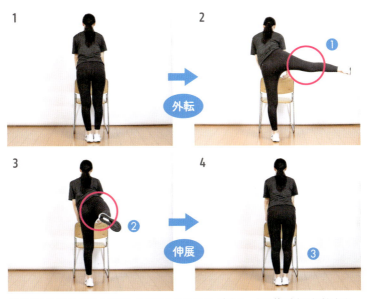

最初は左右で足の高さが揃わないこともあるが、膝をしっかり伸ばすことだけは忘れないようにする。

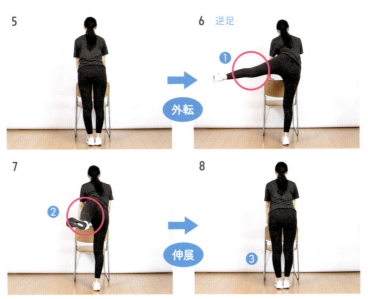

3ヶ月で効果的にお尻をメイクする筋トレメニュー

1ヶ月目：メニュー8種目

8 ヒップサークル

動画でCHECK!

「ヒップサークル」は関節を動かさない「アイソメトリックトレーニング」と関節を動かす「アイソトニックトレーニング」を融合した種目です。筋肉への刺激をより向上させることができます。

1
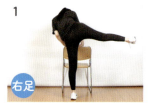
右足

2
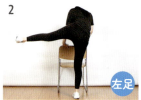
左足

足の前回しを10回、10秒静止、足の後ろ回しを10回。
片方の足ずつを両足で行います。

3
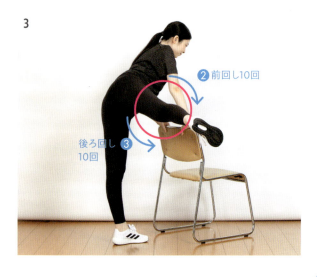
❷ 前回し10回
後ろ回し ❸
10回

❶ 片脚を膝をしっかり伸ばした状態で外側に上げます。

❷ その状態で足の前回しを10回行います。

❸ 10回終わったら、そのまま10秒キープします。

❹ キープの後は足の後ろ回しを10回行います。

❺ 反対側の足も同様に行います。

「ヒップサークル」には1と2の両方が入っている。

Focus!
1：「アイソメトリックトレーニング」は
　関節を動かさずに静止するトレーニング方法。
2：「アイソトニックトレーニング」は
　回転することで関節を動かすトレーニング方法。

1ヶ月目：メニュー8種目

1ヶ月目、まずは無理せずに筋トレを始めて継続する

1 ワイドスタンススクワット　　1セット **10回** を2セット行う。　　P98-99

▼

2 スクワット　　1セット **10回** を2セット行う。　　P100-101

▼

3 パーシャルランジ　　片側 **10回** が終わったら、反対側も同様に行う。　　P102-103

▼

4 レッグランジ　　交互に **10~20回** を繰り返す。　　P104-105

▼

5 ヒップブリッジ　　お尻の上げ下げを **10回** 繰り返す。　　P106

▼

6 ヒップストレートリフト　　**片側10回の繰り返し** が終わったら、反対側も同様に行う。　　P107

▼

7 ヒップサイドレイズ＆ストレートリフト　　**片側** が終わったら、反対側も同様に行う。　　P108-109

▼

8 ヒップサークル　　片側が終わったら、**反対側も** 同じように行う。　　P110

3ヶ月で効果的にお尻をメイクする筋トレメニュー

2ヶ月目：合計9種目

新メニュー7種目＋1ヶ月目メニュー2種目

2
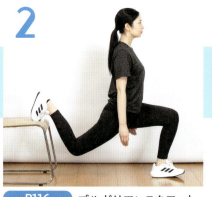
P116　ブルガリアンスクワット

3
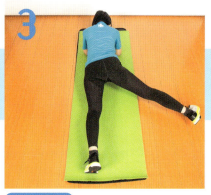
P117　プランクサイドレイズ

6
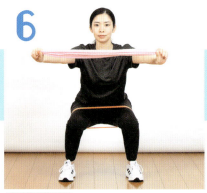
P120　バンドサイドステップ

7
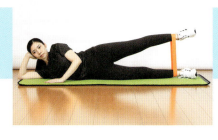
P121　チューブサイドレイズ

1ヶ月目でできたベースに、より強い刺激を入れる

7種目の新メニューに加え、1ヶ月目メニューのヒップサイドレイズ&ストレートリフト（P108-109参照）ヒップサークル（P110参照）を行う。

Start!

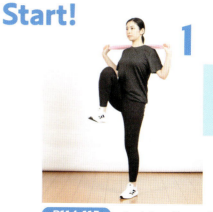

1 P114-115 バックレッグランジ

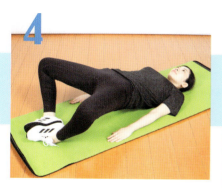

4 P118 フロッグパンプ

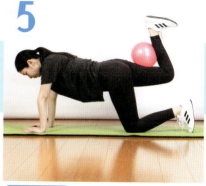

5 P119 ドンキーキック

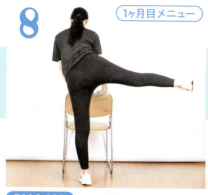

8 1ヶ月目メニュー
P108-109 ヒップサイドレイズ&ストレートリフト

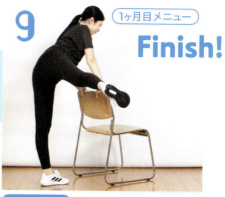

9 1ヶ月目メニュー
P110 ヒップサークル

Finish!

3ヶ月で効果的にお尻をメイクする筋トレメニュー

2ヶ月目:新メニュー7種目

1 バックレッグランジ

動画でCHECK!

「バッグレッグランジ」は下半身全体と体幹に強い刺激が入る種目です。太腿を持ち上げる動作によって、腹直筋や大腰筋の強化にも効果的です。

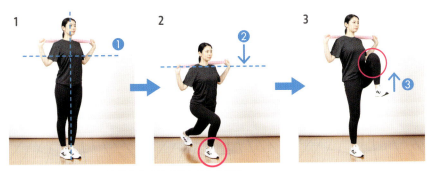

膝を曲げて重心を下げた状態から後ろ足を持ち上げる。

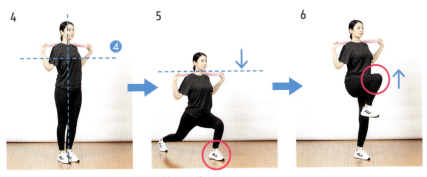

太腿をできるだけ胸に近い場所まで持ち上げる。

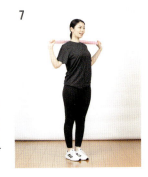

❶ バーを担ぎ胸を張った姿勢を意識します。

❷ 後方に片足を踏み出し膝を曲げて重心を下げます。

❸ 後ろに引いた足を持ち上げ、太腿を胸に近づけてからスタート時の姿勢に戻します。

❹ 交互に20回繰り返します。

大腿をしっかり持ち上げる意識を持つことで、
体幹部分の強化にも有効的。

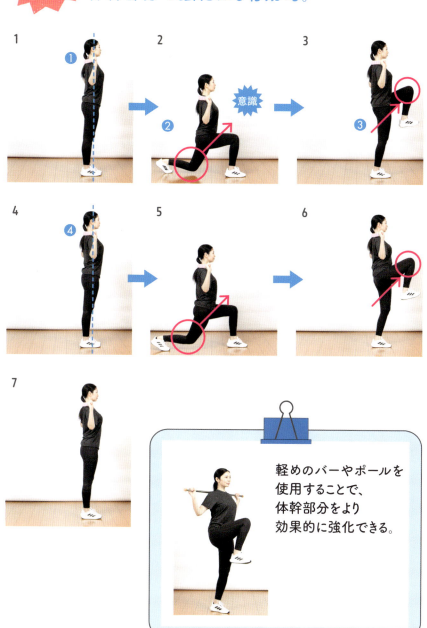

軽めのバーやポールを使用することで、体幹部分をより効果的に強化できる。

> 3ヶ月で効果的にお尻をメイクする筋トレメニュー

> 2ヶ月目:新メニュー7種目

2 ブルガリアンスクワット

「ブルガリアンスクワット」は下半身全体に強い刺激が入る種目です。

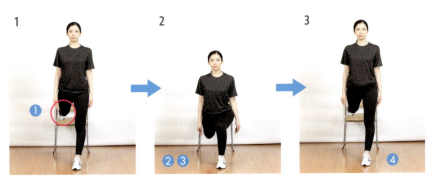

膝を曲げる際には踵を意識しながら行う。

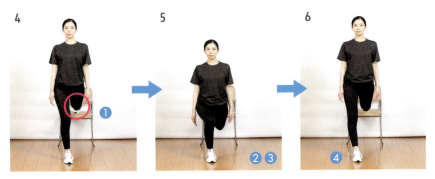

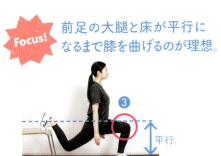

Focus! 前足の大腿と床が平行になるまで膝を曲げるのが理想。

平行

❶ 椅子の座面に片側の足を乗せます。

❷ 踵を意識しながら軸足の膝をゆっくり曲げます。

❸ 前足の大腿が床と並行になるまで膝を曲げるのが理想です（無理せず、できる範囲で構いません）。

❹ 片方の足を10回行ったら反対側も同様に行います。

> 3ヶ月で効果的にお尻をメイクする筋トレメニュー

> 2ヶ月目：新メニュー7種目

3 プランクサイドレイズ

「プランクサイドレイズ」は体幹とお尻に加えて内転筋も刺激する種目です。臀筋群と内転筋群を稼働させることで、骨盤底筋群も刺激することができます。

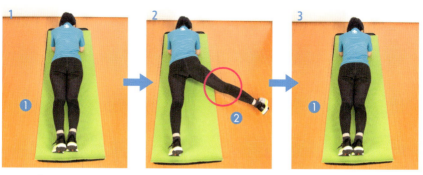

正しいプランクの姿勢を保ちながら足を動かす。

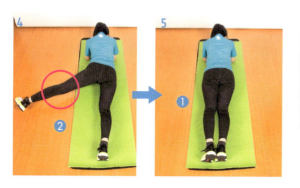

❶ プランクの姿勢をとります。

❷ 足を外転(＝開く)、内転(＝閉じる)動作を交互に30回繰り返します。

プランクの姿勢を正確に取ることで体幹、お尻、内転筋が効果的に強化できる。

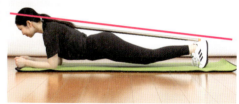

3ヶ月で効果的にお尻をメイクする筋トレメニュー

2ヶ月目：新メニュー7種目

4 フロッグパンプ

「フロッグパンプ」はお尻の筋肉を効果的に刺激する種目です。

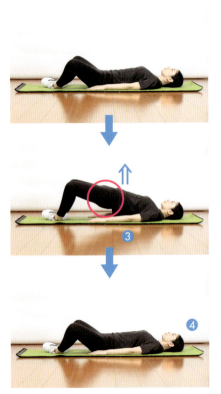
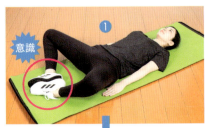
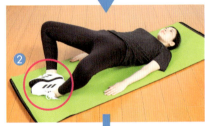
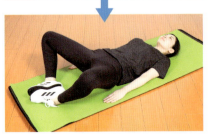

① 仰向けの状態に寝て足の裏を合わせます。
② 合わせた足をしっかり押し合いながらお尻を上げます。
③ 「1、2」でお尻を上げた状態をキープして、「3」でお尻を下げます。
④ 10回繰り返します。

合わせた足の裏に力を入れてお尻を持ち上げる感覚を持つ。

5 ドンキーキック

「ドンキーキック」は大臀筋とハムストリングスの境目を際立たせるのに効果的な種目です。

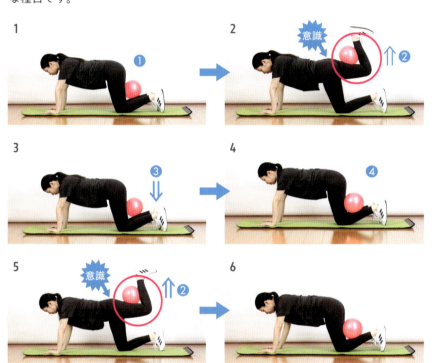

ボールを挟んだ足を上げる際には、上半身を床と平行に保つことも重要。

❶ 四つん這いの姿勢になり、片側の膝裏でボール等を挟みます（ボールはどのようなものでも構いません）。

❷ ボールを挟んだ方の足を上げます。

❸ 「1、2」で上げた足をキープして、「3」で下げます。

❹ 10回繰り返します。終わったら反対側も同様に行います。

お尻の筋肉をしっかり使ってボールを持ち上げる意識を持つ。

3ヶ月で効果的にお尻をメイクする筋トレメニュー

2ヶ月目:新メニュー7種目

6 バンドサイドステップ

動画でCHECK!

「バンドサイドステップ」は下半身全体の筋肉を刺激する種目です。3ヶ月目の種目への対応もイメージした強化種目でもあります。

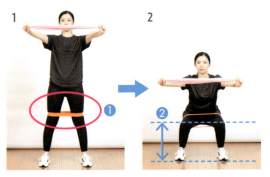

左右へステップしながら同様の動きを交互に行う。

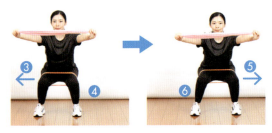

❶膝上にチューブを通します(チューブはどのようなものでも構いません)。

❷スクワットをイメージして太腿が床と平行になるまで膝を曲げます。この時に踵重心を意識して膝が爪先より前に出ないように注意します。

❸この状態から右足を外側に踏み出しスタンスを広げます。

❹次に左足を右足に寄せてスタート時の姿勢に戻します。

❺続いて左足を外側に踏み出しスタンスを広げます。

❻次に右足を左足に寄せてスタート時の姿勢に戻します。

❼10回繰り返したら、その姿勢を10秒間キープします。

❽10秒間経ったら同様に10回行います。

Focus!

1:大腿が床と平行になるまで膝を曲げる。

2:膝を曲げた際には踵重心を意識して膝が爪先より前に出ないようにする。

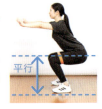
平行

3ヶ月で効果的にお尻をメイクする筋トレメニュー

2ヶ月目：新メニュー7種目

7 チューブサイドレイズ

「チューブサイドレイズ」は股関節の外転動作に特化した種目です。大臀筋、中臀筋をダイレクトに刺激します。

1

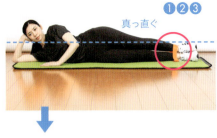

真っ直ぐ

❶ 横向きに寝ます。

❷ チューブを足首辺りに通します（チューブはどのようなものでも構いません）。

❸ 身体を真っ直ぐ（＝股関節伸展）にして、膝も伸ばします。

❹ 3の状態から足全体を上げます。

❺「1、2」で上げた状態をキープして、「3」で下げます。

❻ 10回繰り返します。終わったら反対側も同様に行います。

2

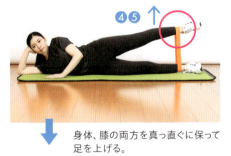

身体、膝の両方を真っ直ぐに保って足を上げる。

3

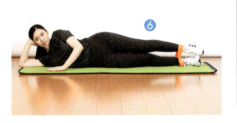

Focus!

身体や膝が斜めになってしまわないように注意する。

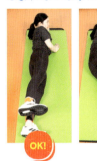
OK!

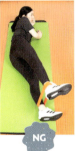
NG

2ヶ月目：合計9種目

1ヶ月目でできたベースに、より強い刺激を入れる

7種目の新メニューに加え、1ヶ月目メニューのヒップサイドレイズ＆ストレートリフト（P108-109参照）とヒップサークル（P110参照）を行う。

1	バックレッグランジ	片側ずつ交互に **20回** 繰り返す。	P114-115
2	ブルガリアンスクワット	片側 **10回** が終わったら、反対側も同様に行う。	P116
3	プランクサイドレイズ	足の外転(=開く)、内転(=閉じる)動作を交互に **30回** 繰り返す。	P117
4	フロッグパンプ	お尻の上げ下げを **10回** 繰り返す。	P118
5	ドンキーキック	片側 **10回** が終わったら、反対側も同様に行う。	P119
6	バンドサイドステップ	左右10回後に10秒間姿勢キープ。その後、同様に **10回** 行う。	P120
7	チューブサイドレイズ	片側 **10回** が終わったら、反対側も同様に行う。	P121
8	ヒップサイドレイズ＆ストレートリフト	片側 **10回** が終わったら、反対側も同様に行う。	P108-109
9	ヒップサークル	片側が終わったら、**反対側も** 同じように行う。	P110

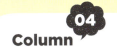

美尻筋トレの効用

―― 女性特有のトラブルや美容にも多大な効果を発揮 ――

「美尻筋トレ」インストラクターでATA認定フェムケアリストの緑川衆子氏から、自身やご家族の実体験が届いています。

現在大学2年生の娘は、PMS（＝月経前症候群）や生理痛に悩まされ鎮痛剤を服用していました。PMSはイライラする、腰痛、腹痛、便秘、食欲増加など、生理が始まってからは下腹部痛、腰痛、下痢などの症状でした。

半年程前、週一回30分程度でできる「美尻筋トレ」を勧めてみました。翌月からPMS、生理痛どちらも症状が軽くなり、鎮痛剤を服用せずに過ごすことができるようになりました。もちろん今でも「美尻筋トレ」を継続しています

私自身も様々な変化を経験しています。体力がつき、周囲から「スタイルが良くなった。肌が綺麗になった」とも言われます。私は長年に渡り、子宮頸がん、子宮筋腫、潰瘍性大腸炎と病気がちでした。また肩こり、首こり、腰痛、膝痛…など、いつもどこかの痛みにも悩まされていました。しかし「美尻筋トレ」を始めて、これらの不調が改善されていきました。潰瘍性大腸炎は寛解期が続き、定期的に通っていた整骨院には行くことがなくなりました。

フェムケアリストとしても気付いたことがあります。施術に来るほとんどの方のお尻が硬く凝り固まっています。施術後は「足腰が軽くなった」と仰いますが、そのままではすぐに戻ってしまうのでエクセサイズを行うことが重要になります。「美尻筋トレ」で筋肉を鍛えることの大切さを、常にお伝えしています。

「美尻筋トレ」によって健康で元気になれることをたくさんの人に知ってもらいたいです。

ATA認定フェムケアリスト／美尻筋トレインストラクター
緑川　衆子

3ヶ月で効果的にお尻をメイクする筋トレメニュー

3ヶ月目：合計8種目

新メニュー6種目＋1ヶ月目メニュー1種目
＋2ヶ月目メニュー1種目

Start!

1
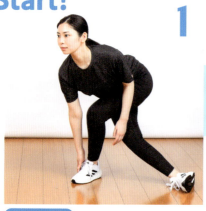
P126-127　バッククロスランジ

2
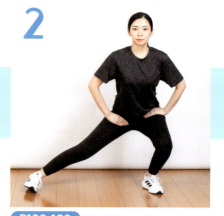
P128-129　サイドランジ

5
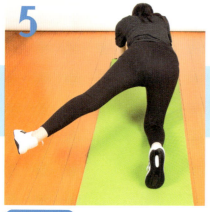
P132　膝つきヒップサークル

6 （1ヶ月目メニュー）
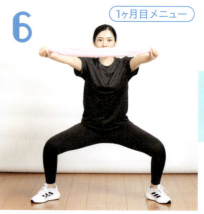
P98-99　ワイドスタンススクワット

1、2ヶ月目でできた筋肉に、より強い負荷をかけて強化する

6種目の新メニューに加え、
1ヶ月目メニューのワイドスタンススクワット（P98-99参照）
2ヶ月目メニューのブルガリアンスクワット（P116参照）
を行う。

3
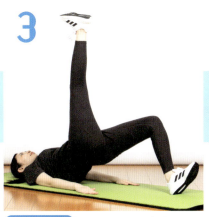
P130　シングルヒップブリッジ

4
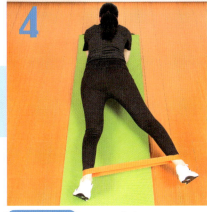
P131　チューブプランクサイドレイズ

7　2ヶ月目メニュー
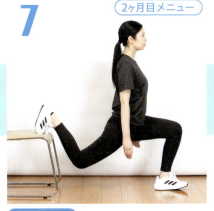
P116　ブルガリアンスクワット

8
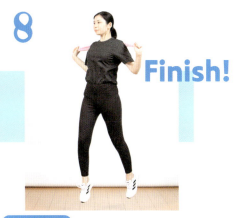
Finish!
P133　フライングスピリット

3ヶ月で効果的にお尻をメイクする筋トレメニュー

3ヶ月目：新メニュー6種目

1 バッククロスランジ

「バッククロスランジ」は下半身全体の筋肉と体幹を強化しながらお尻に強い刺激を与えられる種目です。

最初はバランスをとるのが難しいかもしれませんが、正しく出来るとお尻の筋肉に効いていることが実感できると思います

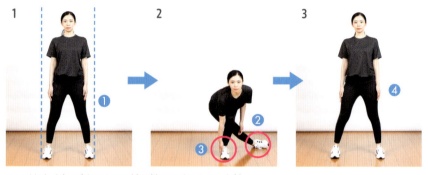

スライドさせた足側の手で反対の軸足の内くるぶしを触る。

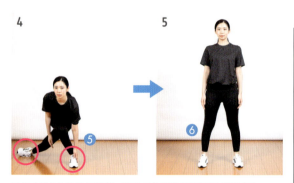

スライドさせる足の距離、重心の位置を両足で同じにする。

❶ 肩幅くらいのスタンスで立ちます。

❷ 片足を反対側の軸足の後ろにスライドさせながら軸足の膝を曲げていきます。この時にスライドさせた足の外側を接地します。

❸ スライドさせた足側の手で軸足の内くるぶしを触ります。

❹ そこからスタート時の体勢に戻します。

❺ 同じように反対側も行います。

❻ 交互に20回行います。

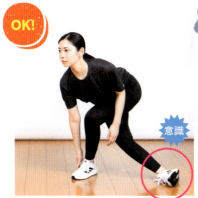

スライドさせた足の外側を接地する。

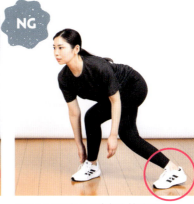

スライドさせた足の裏側を接地する。

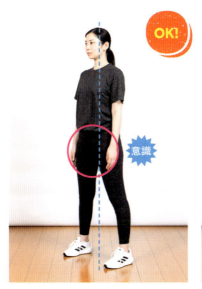

スライドさせた足をスタート時の体勢に戻した際、股関節をしっかり伸展させて立ち上がるようにする。

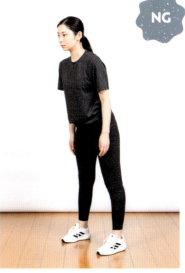

前傾姿勢のまま立ち上がると臀筋群への刺激が減少してしまう。

3ヶ月で効果的にお尻をメイクする筋トレメニュー

3ヶ月目:新メニュー6種目

2 サイドランジ

「サイドランジ」は横に踏み込んでから元に戻す動作の種目です。下半身全体を効果的に刺激する種目になります。

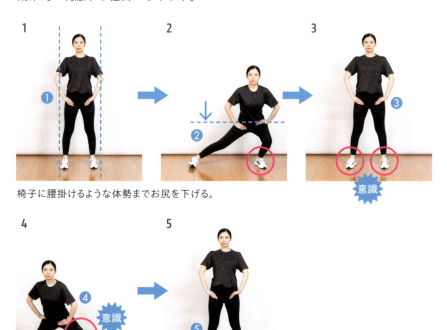

椅子に腰掛けるような体勢までお尻を下げる。

踏み出す足の距離、重心の位置を両足で同じにする。

- ❶ 肩幅くらいのスタンスで立ちます。
- ❷ 横に踏み出してお尻を下げます（＝椅子に腰掛けるような体勢）。
- ❸ 踵で押し戻す意識でスタートの体勢に戻ります。
- ❹ 反対側の脚はしっかり膝を伸ばし内転筋をストレッチさせることを意識します。
- ❺ 交互に20回行います。

1：椅子に腰掛けるようなイメージでお尻を下げる。
2：踵重心を意識して膝が爪先より前に行かないようにする。

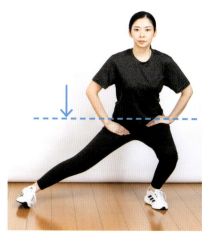

椅子に腰掛けるようなイメージで
お尻を下げる。

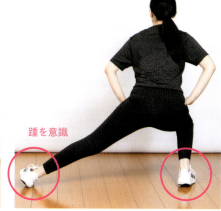

踵を意識

踵重心を意識して膝が爪先より前に
行かないようにする。

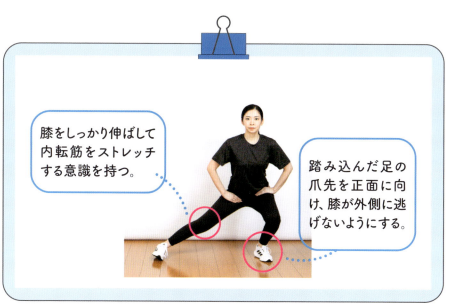

膝をしっかり伸ばして内転筋をストレッチする意識を持つ。

踏み込んだ足の爪先を正面に向け、膝が外側に逃げないようにする。

3ヶ月で効果的にお尻をメイクする筋トレメニュー

3ヶ月目：新メニュー6種目

3 シングルヒップブリッジ

「シングルヒップブリッジ」は1ヶ月目の種目で行ったヒップブリッジを片足を上げて行う種目です。ヒップブリッジより臀筋群に強い刺激が入ります。

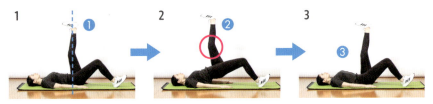

お尻と体幹を意識して片足を上げる。

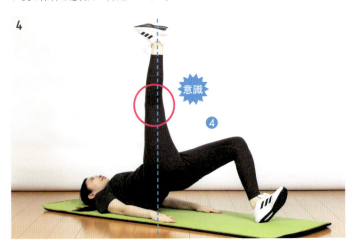

お尻を上げる際には、足裏で天井を押し上げるような意識を持つ。

❶ 仰向けに寝て膝を立てます。
❷ 膝をしっかり伸ばすよう意識をして片足を上げます。
❸ 1、2で上げて3で下ろします。
❹ 片側10回ずつ行います。

3ヶ月で効果的にお尻をメイクする筋トレメニュー

3ヶ月目:新メニュー6種目

4 チューブプランク サイドレイズ

「チューブプランクサイドレイズ」は2ヶ月目の種目で行ったプランクサイドレイズにチューブをつけて行う種目です。プランクサイドレイズより負荷を強くして臀筋群を強化できる種目です。

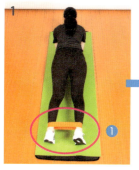
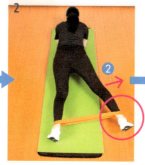
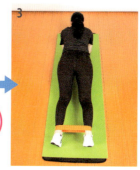

広げる足の距離を両足で同じにする。

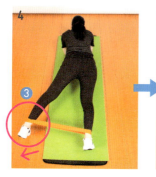
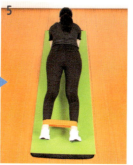

❶ 両足首の辺りにエクササイズチューブを通しプランクの体勢になります。

❷ 右足を外側に出しスタートの位置に戻します。

❸ 今度は左足を外側に出しスタートの位置に戻します。

❹ 交互に30回行います。

Focus! チューブを着用しているが、まずはプランクの姿勢を正確に取ることが重要

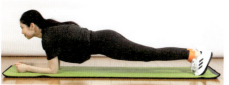

> 3ヶ月で効果的にお尻をメイクする筋トレメニュー

> 3ヶ月目:新メニュー6種目

5 膝つきヒップサークル

動画でCHECK!

「膝つきヒップサークル」は1ヶ月目の種目で行ったヒップサークルを四つん這いの体勢で行う種目です。ヒップサークルより臀筋群を効果的に刺激できる種目です。

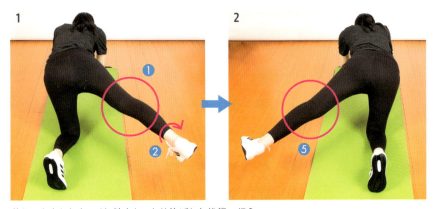

苦しいかもしれないが、膝をしっかり伸ばした状態で行う。

① 四つん這いの体制になり、片足を膝をしっかり伸ばした状態で外側に上げます。
② その状態で足の前回しを10回行います。
③ 10回終わったら、そのまま10秒キープします。
④ キープ後は足の後ろ回しを10回行います
⑤ 反対側の足も同様に行います。

ヒップサークル

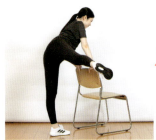

Focus!

立った状態で行う
「ヒップサークル」(1ヶ月目メニュー)よりも、
臀筋群をより効果的に刺激できる。

> 3ヶ月で効果的にお尻をメイクする筋トレメニュー
>
> 3ヶ月目：新メニュー6種目

6 フライングスピリット

「フライングスピリット」ができるようになったらかなりの筋力がついた証になる種目です！ぜひトライしてみてください！

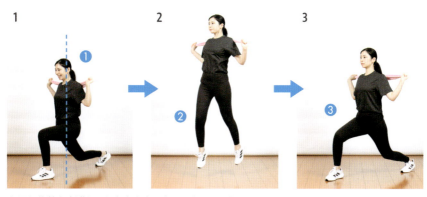

お尻と体幹を意識して上半身を真っ直ぐに立てて行う。

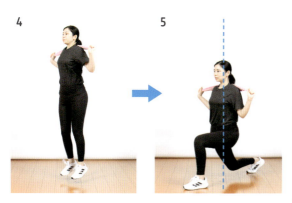

❶ タオルや長い棒を担ぐような形で胸を張り、正面を向くフォームを意識して両足を前後に開きます（＝1ヶ月目種目で行ったパーシャルランジの体勢）。

❷ ジャンプしながら両足の前後を入れ替えます。

❸ この動作を慣れないうちは交互に10回。慣れてきたら20回行います。

バーシャルランジ同様、正面を向いて胸を張った姿勢から動作を行うこと。

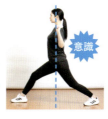

3ヶ月目：合計8種目

1、2ヶ月目でできた筋肉に、より強い負荷をかけて強化する

6種目の新メニューに加え、1ヶ月目メニューのワイドスタンススクワット（P98-99参照）と2ヶ月目メニューのブルガリアンスクワット（P116参照）を行う。

1	バッククロスランジ	左右を交互に **20回** 行う。	P126-127
2	サイドランジ	左右を交互に **20回** 行う。	P128-129
3	シングルヒップブリッジ	片側 **10回** が終わったら、反対側も同様に行う。	P130
4	チューブプランクサイドレイズ	左右を交互に **30回** 行う。	P131
5	膝つきヒップサークル	片側が終わったら、**反対側も** 同じように行う。	P132
6	ワイドスタンススクワット	1セット **10回** を2セット行う。	P98-99
7	ブルガリアンスクワット	片側 **10回** が終わったら、反対側も同様に行う。	P116
8	フライングスピリット	慣れないうちは左右を交互に **10回**、慣れてきたら **20回** 行う。	P133

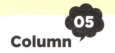

身体も心も健康に
――― 超美尻筋トレで強迫性障害と統合失調症が改善 ―――

　当スタジオに通っている会員さんの中に、お尻の筋トレを通じて強迫性障害と統合失調症が改善した方がいます。
　「同じ症状で悩まれている方々の励みや希望になれば」ということで手記を寄せていただきました。

　初めてハウオリラボに伺ったのは約1年前のことです。私は8年前に強迫性障害、5年前に統合失調症を発症していました。強迫性障害は何をするにも確認しなければならない状態です。統合失調症は幻聴と幻覚が起こることです。幻聴に操られリストカットしたりもしました。薬に依存する毎日で、副作用によって体重が1年で約40kg増えました。常に頭がボーッとしていて何もやる気が起きません。寝てるか食べてるかだけで無気力な状態でした。「少しでも変化があれば…」ということで母にも勧められ伺いました。

　筋トレを始めた頃は頭がボーッとしていてあまり覚えていません。それでも筋トレを続けていくと体重が少しずつ減り、体型が変わるのが明確にわかりました。同時に頭が冴えてきて、表情が明るくなって笑えるようにもなりました。人とも楽しく話せるようになり、1人でも超美尻筋トレに通えるようになりました。また発症以前は大好きだったお洒落にも再び興味が湧くようになりました。

　ずっと悩まされてた統合失調症の幻聴や幻覚もなくなってきました。強迫性障害も良くなったのが自覚できています。何より超美尻筋トレをするのが本当に楽しい。「運動は運を動かす」と石岡先生から言われたことがありますが、実感しています。精神病は治らないと思い薬に依存、全てをあきらめていた私でも変われつつあります。石岡先生、インストラクターの本国さん、ハウオリ会員のみなさまには心から感謝しています。

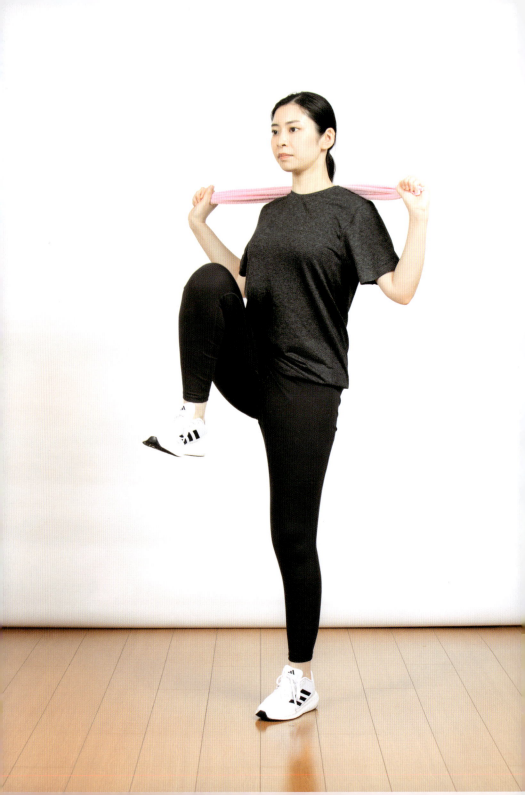

PART VI

超美尻筋トレ Q&A

お尻について多くの人が感じる
疑問や質問

Q1 階段の昇降が辛いのですが…

A 階段の昇降が辛く感じるのは下半身の筋肉量低下を示すサインです。

　下半身の筋肉量が低下すると「足が上がらない」と感じるようになります。そうなると階段の昇降が辛くなるのも当然です。階段を踏み外すことで転倒、転落する危険性もあるので注意が必要です。

　下半身の筋肉量の低下の原因には、年齢を重ねることによる足腰の衰えが考えられます。また比較的若い年代の方でも、普段から活動量が低い場合は同様です。簡単に言えば、動くことが少なくなることで筋肉量が低下してしまうからです。「自分は大丈夫」と思っていても、気がつかない間に下半身の筋肉量が低下している状態になる可能性もあります。

　超美尻筋トレはお尻だけではなく、下半身全体の筋肉を鍛えることができます。筋肉量が増加すれば階段昇降時の負担も改善するはずです。また階段を昇る時には、爪先だけでなく踵まで足をかけて昇ることも心掛けてください。お尻の筋肉に刺激が入り股関節を使うことができて、楽に階段を昇れる感覚が得られるはずです（P93参照）。

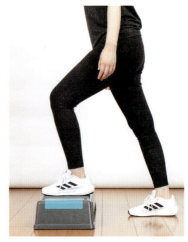

爪先だけでなく踵まで足をかけることで、階段を楽に昇れる感覚になる。

階段を登る際には踵から足をかける

Q2 平らな場所で躓(つまず)いてしまうのですが…

A 歩く際に身体全体が前傾姿勢となり、足の前半分くらいで接地して歩いていることで躓きやすくなります。

身体全体が前傾姿勢になる理由としては、筋力の低下が考えられます。歩く際には腹筋や背筋はもちろん、お尻や股関節など多くの場所の筋力が関わります。足を出す際、筋力低下によって前傾姿勢傾向になることでバランスも崩れやすくなります。「自分が思ったほど足が上がらない」状態となり足の前半分くらいで接地するため、何もない場所でも爪先等が引っかかってしまうのです。まずは歩く際に踵から地面に接地することを意識してみてください。それだけで前傾姿勢は修正され、躓くこともなくなるはずです。

踵からの接地を意識するだけで躓かなくなる

Q3 姿勢が良くないと言われるようになりました…

A 姿勢の変化に関してもお尻の筋力が大きな影響を及ぼしています。お尻の筋力が低下すると前傾姿勢になりがちです。それに対してバランスを取るため、膝をどうしても曲げてしまいます。真っ直ぐ立っているつもりでも背中が曲がった状態になり、周囲から見ると年齢を感じさせる姿勢となります。姿勢を良くして若々しい見た目になるためにも、お尻の筋肉を鍛えましょう。そして常にお尻や股関節を意識することも重要です。

姿勢が良くなると、立ち姿に加えて歩き方も綺麗になります。前傾姿勢はいわゆる「猫背状態」であり、年齢以上に歳を感じさせる歩き方にも見えます。姿勢良くイキイキと歩くことができるようになるはずです。

お尻の筋肉を鍛えると姿勢が良くなり歩き方も綺麗になる

Q4 お尻が四角になってしまいました…

お尻の筋肉が減少すると
丸みに欠けてしまい、ボリュームのない
四角いお尻になってしまいます。

　お尻が担っている動作は日常生活では多くはありません。よって意識的にお尻の筋トレをしなければお尻の筋肉量は低下します。筋肉量が少なくなれば関節可動域が小さくなり、身体を動かすことが少なくなる傾向が強くなり筋力が低下してしまう悪循環に陥ります。よって健康的な丸みを帯びた形が崩れてしまいます。逆に考えれば運動することで筋肉量を保つこともできます（P17参照）。超美尻筋トレによってお尻の形も変わることは実証済みです。

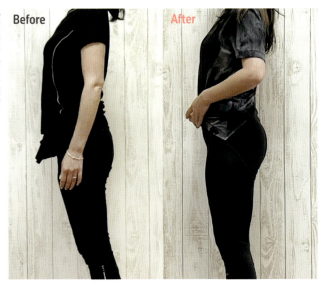

写真は超美尻筋トレを行う前後の本国玲奈氏。筋トレを行なってお尻の筋肉量が増えただけで、形が変わっているのがわかる。

筋肉量低下でお尻の形が変わる

Q5 運動すると片側の脚が痛くなるのですが…

まず考えられるのは、左右のバランスの悪さです。

　運動すると片側の脚に痛みが出る理由としてまず考えられるのは、左右のバランスの悪さです。脚からお尻、体幹、首に至るまで筋力が左右不均等のため負担がかかってしまうことが考えられます。例えばアスリートはバランスが悪ければ十分なパフォーマンスを発揮できません。各箇所の筋力を測定して不足部分を強化するなどして対処します。

　そして筋力バランスと共に大きな理由に考えられるのが、お尻や股関節の機能が低下しているということです。これは前述したアスリートだけでなく、一般の方々が普通に生活していても起こりうることです。

　お尻や周辺部分には、常に自重と重力による反発力がすれ違っています。つまり日常生活の中でもお尻には常に大きな負荷が掛かっているということです。お尻にはその負荷を減免するサスペンション機能が求められ、悪化すると身体全体へ悪影響が及びます。

　脚は人間が何をするにしても重要な部分です。サスペンション機能が効かないことで片方の脚に過度な負荷がかかり痛みが発症するのは当然です。特に運動をする時には想像以上の負担がかかります。お尻をほぐして硬さを取ることでサスペンション機能が正常に働くようにしておくことが重要です（P14参照）。

お尻のサスペンション機能を大事にする

Q6 いくつもの医療機関に通いましたが腰痛が治りません…

A 腰痛に関しては各ドクター・担当者の理論や方針によって治療や施術の方針は様々です。ただお尻の筋肉へのアプローチがなかったのなら、お尻の筋肉の硬さをチェックしてみることをお勧めします。症状の程度も人それぞれだと思います。しかし共通して言えることは、お尻の筋肉を緩めることで多くの腰痛の症状が軽減するということです。

腰痛を発症する機序は、お尻の筋肉が硬くなることにあります（P25参照）。腰部にある胸腰筋膜が緊張することによって腰痛が現れるからです。もちろんヘルニアや腰椎分離症など、筋肉以外に痛みの原因がある場合もあります。そうではなく筋肉、筋膜の緊張が原因の腰痛は、硬くなったお尻の筋肉を緩める事で症状は確実に改善されます。

筋肉、筋膜の緊張が原因の腰痛は、お尻の筋肉を緩めることで改善する

Q7 整形外科の先生から「坐骨神経痛」と診断されましたが…

A 「坐骨神経痛」とは、お尻から脚にかけて痛みやしびれが続く症状を言います。坐骨神経とは、お尻の筋肉の下を通って下肢（＝脚）へ向かう末梢神経の1つです。ところがお尻の筋肉が硬くなることで、坐骨神経が圧迫、刺激されて「坐骨神経の支配領域に痺れや痛み」が発症してしまいます。その場合には、まずはお尻から大腿部後面のストレッチや揉みほぐしを行ってみてください。上記Q6の腰痛と同じですが、硬くなったお尻の筋肉を緩めることで症状が改善されるケースも多くあります。もちろん腰椎椎間板ヘルニア等が原因で同様の症状が起こることもありますが、その場合はMRI検査が必要になります。

坐骨神経が圧迫されないようにお尻の筋肉を緩める

Q8 「妊娠糖尿病」という言葉を聞きました…

A 「妊娠糖尿病」とは文字通り、妊娠中に糖尿病と同様の症状が起きてしまうことです。妊娠中はホルモンバランスによって通常よりも血糖値が上昇します。これは健康な妊婦さんでも起こりうることです。しかし血糖値が基準値を越えたままの状態で過ごすと、出産へ向けて母体や胎児への大きなストレスにもなってしまいます。

血糖値を下げるためには「インスリン」というホルモンの分泌が必要なことは広く知られています。実は「インスリン」同様に血糖値を下げる作用のあるホルモンとして、「AMPキナーゼ」というものも存在します。「AMPキナーゼ」は筋トレ時の収縮した筋肉から分泌されることもわかっています。

そこで体調を見ながらにはなりますが、私の腰痛ケアにいらっしゃった妊婦さんで妊娠糖尿病の診断を受けた方に超美尻筋トレからいくつかの種目を薦めています。体調等のコンディションが整っている時にぜひ試してみてほしいと思います。

筋トレで分泌される「AMPキナーゼ」が血糖値を下げる

「妊娠糖尿病」の診断を受けた方におすすめの超美尻筋トレ

01 チェアワイドスタンススクワッド

02 チェアスクワッド

03 ヒップブリッジ

04 フロッグパンプ

05 ヒップサイドレイズ

Q9 野球をやっていて整形外科に通院しているが肩の痛みが良くならない…

A 肩の痛みが発症するのには様々なケースがあります。肩自体が何らかの形で傷付いている（＝損傷）ことも十分に考えられます。整形外科に通っている場合、精密検査によって肩自体の損傷は発見できるはずです。質問者の場合、原因がわからない状態で通院をしているのでしょう。

肩の痛みは、痛みが出ている側のお尻の筋肉が硬くなっていることが発端になることが多々あります。お尻の筋肉が硬くなることで、胸腰筋膜が緊張して肩甲骨の動きを妨げてしまいます。自分が思っているよりも腕が上がっていない状態（＝フォーム）で投げ続け、結果的に肩を痛めてしまいます。

肩の治療をしているにも関わらず症状の改善が見られない場合、痛い側のお尻の筋肉をチェックしてみることをお勧めします。お尻をほぐして硬さを取ることで症状が改善することもあります。ぜひ試してみてほしいと思います。

> **胸腰筋膜の緊張が肩甲骨の動きを妨げる**

Q10 腰を痛めてからゴルフの調子が出ない（持ち球が打てない）…

A 腰を痛めたのなら、お尻の筋肉が硬くなっているのは間違いありません。それによって胸腰筋膜が緊張して肩甲骨の動きが悪くなります（野球選手が肩を痛めるのと同じです）。スイング時に肩を回しているつもりでも肩の入りが浅くなり、トップからダウンスイングへの切り返しのタイミングが早くなります。スイング全体のバランスが崩れることに繋がり、本来のパフォーマンス（＝持ち球）を再現できないようになると考えられます。

> **肩の入りが浅くなりスイング全体のバランスが崩れる**

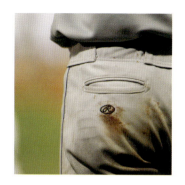

Assurance Therapist's Association
認定セラピスト・認定インストラクター 一覧

「石岡式お尻のチカラ理論」を共有し適切な施術や筋トレの指導をしてくれるセラピストやトレーナーの一覧は、こちらのQRコードから検索できます。

対談：石岡知治（アイスホッケー）× 岡崎朋美（スピードスケート）の映像はこちらから。

対談1
「出演の経緯」

対談2
「実業団時代」

対談3
「プライベート」

対談4
「セカンドキャリア」

対談5
「今後について」

対談：石岡知治（アイスホッケー）× 三澤 威（新日本プロレス）の映像はこちらから。

Special 3 ● 対談

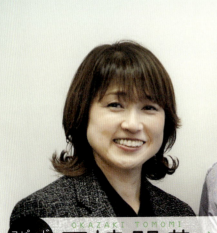
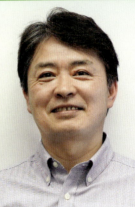

スピード
スケート
OKAZAKI TOMOMI
岡崎朋美 × 石岡知治
ISHIOKA TOMOHARU
アイス
ホッケー

スピードスケートで5大会連続の五輪出場を果たし銅メダリストでもある岡崎朋美。アイスホッケーでは名門・西武鉄道で活躍、インラインホッケー日本代表監督も務めた石岡知治。共に氷上を舞台に戦い続けた2人が、お尻と太ももの重要性について語り合った。

岡崎さんはハムストリングスが発達した太もものフォルムがカッコいい（石岡知治）

石岡 岡崎さんが現役時代にスピードスケートを滑っているの見ていて思っていたのは、「太ももがカッコいい」ということです。太ももの形、フォルムというか、横から見た時に幅があります。ハムストリングスという太ももの後ろ側の筋肉がものすごく発達している。「太ももの発達がスピードの武器になっているのだろうなぁ」と常に考えていました。

岡崎 ありがとうございます。

石岡 僕もアイスホッケーという氷上競技をやっていたのでスピード強化は常に意識していました。岡崎さんの滑りを見て「どうやったらあん

なに速く滑れるのか？」に注目したこともあります。その時に太ももの筋肉の発達に目が行ったことを覚えています。

岡崎　形やフォルムはわからないですけど（笑）。でも氷上でスピードに乗るためにはハムストリングスが重要です。タイムが速くなるにつれてハムストリングスも成長して、太もも全体も大きくなったのは間違いないと思います。

石岡　縁があって岡崎さんに施術する機会にも恵まれました。太もも部分は発達していますが、ゴムマリのような弾力、柔らかさがありました。実際に施術をして筋肉に触れることで、驚きと納得の両方があったのを昨日のように覚えています。それまでも数多くのアスリートの施術をしてきましたが、岡崎さんのような質の良い筋肉に出会ったことがありませんでした。

岡崎　特にハムストリングス等は筋肉がついてかなり大きくなっていました。でも決してカチカチな硬いものではなく、柔らかい筋肉なのは自分でも認識はしていました。足が痙攣するようなことも、他選手に比べて多くなかったと思います。

石岡　他の競技を加えても、アスリートの中でトップクラスの柔軟性なのは間違いないと思います。施術をしてみて42歳まで世界トップクラスでやれた理由の一端がわかった気がしました。女性に年齢のことを言うのは失礼かもしれないですが、アスリートとしては最高で素晴らしいことです。羨ましいとさえ感じました。

岡崎　筋肉等に関しては、親から授かった身体が本当にラッキーだったと思います。子供の頃から遊んでいたりして、ジャンプした時などに身体全体の滑らかさのようなものは感じていました。

石岡　早い段階から、自分自身でも筋肉の質の良さは認識していたのですね。

岡崎　はい、何となくは気付いていました。これは科学的根拠はないのですが、遺伝による部分もあるかもしれません。岡崎家はスポーツ万能の人が多い家系です。野球がうまかったり足が速かったり、そういう人

が多かった。「素晴らしい身体を授かっているので、うまく使ってどうにかならないのか？」と思っていました。スピードスケートを始めてからは、「身体全体をフル活用したい」と常に考えていました。

足首が柔らか過ぎて、子供の頃はまともに氷に乗れなかった（岡崎朋美）

石岡 実際にスピードスケート選手になってから、筋肉の柔らかさや質の良い筋肉がプラスになっていると感じた瞬間はありましたか？

岡崎 スピードスケートに限らず、子供の頃から様々なスポーツをやった時に怪我をしなかった。「捻挫したかな？」と思っても大丈夫だったことも多い。筋肉、関節の両方が他の人よりも柔軟だったのかもしれません。大きな怪我につながらない身体であったことは間違いないと思います。

石岡 どんなに才能があっても怪我に弱い選手は大成できません。アスリートとしては最高の身体を授かっていたわけですね。

岡崎 体に関してトータルで考えればそうかもしれません。でも実は子供の頃からスケート自体は苦手だったんです。足首が柔らか過ぎることでスケート靴を履いた時に安定せず、キックするポイントがずれてしまう。いつも足が両側にガクガクと傾く感じでした。「そういった癖を修正して身体をうまく使って滑れるようになろう」と常に思ってやっていました。

石岡 スピードスケートはいつからやっていたのですか？

岡崎 小学校1年くらいから氷には乗っていました。その後の小学3年くらいから少年団に入ってスピードスケートを本格的に始めた感じです。足が両側に傾く癖があったので最初の頃は速く滑ることが全然できなかった。みんなにいつも置いて行かれていたので泣きながらやっていました（笑）。

石岡 癖の存在は知っていたわけですが、そういった足首の修正などはいつ頃からやったのですか？

岡崎　氷に乗り始めた頃は、両足の靴自体が真っ直ぐに行かなかった。足首から八の字に外側に行く、ペタペタみたいな感じでした。だから靴ヒモで足首をがっちり締めて固めてやらないとダメだったくらい。そこまでしないと真っ直ぐ滑れなかったです。

石岡　小学校低学年の頃から自分で気付いて修正に取り組んだのが凄い部分ですね。

岡崎　修正を考えたというよりも必死なのが先です。置いて行かれるのがとにかく悔しかったですから。「あの子ができてなんで私ができないのか？」と思って、自分なりに考えて研究しました。まぁ、負けず嫌いの気持ちと、思ったことへの探究心は当時からあったかもしれないです。

10代の頃は体脂肪のせいで筋肉への指令が届かなかった（岡崎朋美）

石岡　筋肉は常にほぐれて柔らかくないといけないと考えます。筋肉は緩んでいる状態から、グッと締まった時の差が大きい時ほどパワーが出ます。これはスポーツのみではなく、日常の様々な動作をする中で当てはまります。疲労蓄積などで筋肉が硬くなっている状態の場合は、筋肉が硬直して緩んでいません。締まった時との差が小さくなってしまうのでパワーの出力が少なくなってしまいます。すると当然パフォーマンスも低下します。だからこそ身体のケアを行うことで筋肉の状態を柔らかくしておくことが大事です。

岡崎　筋収縮がしっかりできない

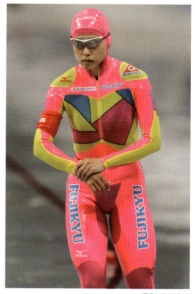

撮影：水谷章人

と力は出ません。例えば、スピードスケートは第一に、あのしゃがむ格好をしないといけません。その時には体幹を固定しないといけないので、胴体、お尻が固まって動きます。その上で細い筋肉、太い筋肉を筋収縮で動かします。そういった一連の動きをするために、筋肉は柔らかくないとうまく動きません。全てが連動していないと良いパフォーマンスには絶対に繋がりません。

石岡　筋収縮が大事だという意識を持つようになったのはいつ頃からですか？

岡崎　「筋肉が収縮している」という意識は、子供の頃から無意識にあったと思います。でも高校の頃までは頭ではわかっていても、身体＝筋肉に指令が行っていなかったと思います。10代半ば成長段階は体脂肪も最も増える時期ですので、それが邪魔をしてしまいます。

石岡　これは10代のアスリート特有の問題ですね。

岡崎　特に女性の方が体脂肪の量が多いので、そういった傾向が強くなります。頭では「こんな風に動け」と思ってやっていても、実際にはどうやって良いのかわからないこともあります。筋肉への指令がしっかり伝わらない感じです。年齢を重ね脂肪が少なくなってくると、筋肉に指令がしっかり入り込む感覚になります。自分のイメージが身体＝筋肉へダイレクトに行くようになります。私の場合は社会人に入った頃から、そういった感覚を掴めるようになりました。

身体を追い込んでも故障しない柔軟性に恵まれた（岡崎朋美）

石岡　社会人・富士急行に入った頃から筋肉への指令がしっかり伝わる感覚が掴めるようになった。それに伴ってスピードスケート選手としての結果にも繋がるようになったのですね。

岡崎　身体に関してはそういった変化（＝成長）を感じるようになりました。

石岡　高校時代と社会人の環境の変化が成長を促した部分もある。

岡崎　身体の変化を促してくれたのも、スピードスケートに打ち込める環境があったからだと思います。富士急行はすごい先輩が多かったので学べることが多かった。たくさん参考にできることがあるので、1つでも多く吸収しないといけないと思いました。そういう生活を重ねるうちに技術と身体がどんどん変わっていったと思います

石岡　練習方法をやコンディション等、様々な部分で変化があったわけですね。

岡崎　はい。国内トップクラスの選手がたくさんいたので、参考になることだらけでした。普段の練習、生活で先輩がやっていることを見よう見まねでやってみました。同じことを繰り返していると身体の構造も変わってきました。パフォーマンス向上も明確に感じられメンタルも自信に溢れてきました。頭も良い感じでフレッシュでいられるので身体の反応も良くなります。

石岡　身体と心の両方が相乗効果でどんどん良くなった。

岡崎　そうでした。もちろん急に変わったわけでもなかったですが、少しずつ1年ずつ良くなっていく感じ。1つずつ筋肉を作っていく感じがありました。ただそういった時に身体を追い込んでも怪我や故障はなかったのは、自分の身体に感謝したいです。身体の柔らかさといった部分には本当に恵まれていたと思います。

良質の筋肉だからこそ、諸刃の剣で大怪我をするリスクも持っている（石岡知治）

石岡　現役時代にはヘルニアを患って苦しんだこともあったそうですね。

岡崎　ヘルニアという病名は知ってはいたのですが、自分が苦しむとは思ってもいなかったです。社会人になって結果が出るようになり、世界でも戦う機会が増えました。自分なりにお尻を含めた身体のメンテナンスはしていたつもりでした。でも振り返ってみると蓄積された疲労も大

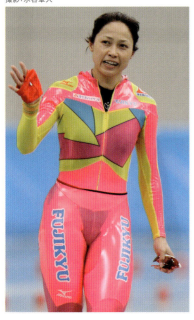
撮影：水谷章人

きかったですし、それに対するケアが足りな過ぎたと思います。
石岡 ケアもしている思いはあったし自覚症状もなかった。
岡崎 はい。特に若い時期は代謝も早く疲労回復もすぐできるので、そこで満足して足りなくなっていたこともあったと思います。。特に細かいケア自体が面倒臭かったというのもありました。そういったものが長年、蓄積して発症したのかもしれません。
石岡 長年の蓄積もあったのではないかと。
岡崎 そういうのは後になって気付くものですね。今考えると細かいケアを怠っていたのはあったのではないかと思います。五輪や世界大会でメダルを獲るために走り続けていたので、必要最低限の休養も取れていなかったかもしれません。知らないうちに無理をしていたのもあったのでしょうね。
石岡 アスリートとしての結果を追い求めて走り続けていたのは、誰もがそうだと思います。
岡崎 もちろん全力で走り続けたから結果が出た部分もあるはずなので、そこは難しい部分です。「あの時、こうしておけば」「休んでおけば」というのは言えません。また当時は腰やお尻のことも今ほど意識していないはずです。だから腰＝お尻の筋肉は常に硬かったとも思います。
石岡 もともと筋肉は柔らかい方ですが、それでも腰＝お尻の筋肉は硬い状態だったのではないかと。
岡崎 疲労感やハリを感じた際には、自分自身でポールを使ったストレッチをやったりもしました。その時には痛みを感じることもありました。

もちろんトレーナーさんに施術してもらっても痛かった時もありました。

石岡　腰＝お尻に関しては自覚症状を感じることもあったのですね。

岡崎　そうですね、腰痛に関しては常に感じていて騙し騙しやっていた部分はありました。それでもマッサージしたり、少し休めば良くなっていました。他の部分もそうですが、自分の筋肉はすぐにほぐれる感じがあって大丈夫だと思っていた部分もありました。

石岡　良質の筋肉だったからこそ、それが諸刃の剣になったこともあった。

石岡　ヘルニアの発症はいつ頃でしたか？

岡崎　30代に入る直前、28〜29歳頃でした。ヘルニアの出る前日は調子が良過ぎるくらいだったのが、いきなり発症した感じでした。予兆なんて全くなかったです。

石岡　腰痛や筋肉の硬さは感じていても問題なかった。それなのにヘルニアがいきなり発症して自分自身が驚いた感じ。

岡崎　本当に驚いたし悔しかったです。シーズン後半の大きな大会直前で。「ここでメダル獲るぞ」と気合を入れてやっていました。調子が良くて身体も気持ちも乗っていました。大会前なのにスタートダッシュの練習を3〜4本やって監督に止められたくらいでした。練習を終わって身体のケアをしたのですが、足りてなかったのかもしれないです。もしくはその時点で既に発症していてアウトだったのかもしれません。部屋に戻ったあたりからいきなり違和感が激しくなりました。

石岡　岡崎さんのような良質な筋肉なので予兆が出ていなかったのかもしれません。他の人ならもっと早い段階で身体にSOSサインが出ていてもおかしくない。良質な筋肉だからこそギリギリまで頑張れてしまう。だから1度怪我をすると大きいものになってしまいます。

岡崎　体質的に耐えられる筋肉だから、大怪我をするリスクも持っているということですね。

石岡　限界点が他の人よりかなり高いところにあると思います。それを超えてしまうと怪我の度合いも大きくなってしまう。ヘルニアを発症し

た時も腰＝お尻以外にも悪影響が及んでいたはずです。他の部位が大怪我につながらなかったのも、岡崎さんの全身の筋肉が柔らかかったからだと思います。

岡崎　「自分の身体は余程でなければ大丈夫」と思っていたこともあります。例えば、「足の付け根が痛い」と感じたら足の裏を施術したら治ったりもした。刺激が違う部分からアプローチしたらすごく良くなることも多かったですから。

石岡　身体自体もそうですが、当時から適切な施術をしていたということですね。例えば、身体の後ろ側の筋膜は足の裏から前頭部まで繋がっています。だから足の裏の筋膜を施術すれば、腰＝お尻が緩むというのはありますから。施術方法として理に適った素晴らしいアプローチだと思います。

岡崎　施術してもらうと良くなるのが明確に感じられます。そうすると「身体のここを施術したらこうなる」というのが面白くなって、色々とトレーナーさんにも聞いたりしました。知らないうちに知識も増えていっていたと思います。そういった部分も富士急行で良かったと感じている部分です。

良かれと思ってやったトレーニングが無意味では心が続かない（岡崎朋美）

石岡　岡崎さんは子供の頃から無意識でも正しいことをやっていたことがよくわかります。私は振り返ってみると、良かれと思い必死にやっていたことが実は間違っていたことも多かった。「ウエイトではとにかく重いものを挙げれば良い」というようなことをやっていました。できることなら今の知識を持って現役に戻りたいです。

岡崎　トレーニングを行うにしても身体の正しい使い方があってこそです。私の場合は「トレーニングをしながらの身体との対話が正しい方向へ行っていたのでは」と思います。しかし一歩間違えれば間違った癖が

ついてしまった危険性もあります。今の時代は多くの情報を得ることができるので、正しい方法でトレーニングをしてほしいと痛感します。また選手個々によって骨格も筋肉も全く違います。選手と指導者がそれぞれわかっていないと良いトレーニングも指導もできません。

石岡　そこが一番大事だと思います。筋肉の質はもちろんですが。体格によって太ももの長さと膝から下の長さも違います。そうすると適正な関節の可動域や角度も違います。それをタイプ別に見極めないといけません。全ての競技でそうですが、適正な身体の使い方が存在するのはそのためです。またアスリートのみならず一般生活を送る上でも同じことが言えます。個々に応じた適正な関節可動域があって、そこから筋収縮によって最大限のパワーを生み出します。そういう一番大事な部分を理解せずに無理をすると故障にも繋がってしまいます。

岡崎　それぞれに合った身体の使い方、そしてトレーニングをしないと絶対に伸びません。時には怪我や故障に繋がるリスクもあります。アスリートはもちろん指導者がまず最初に考えるべき本当に大事な部分だと思います。

石岡　今はトレーニング方法も科学的に進歩している。一般的に正しいと思われている方法やメニューに沿ってやることで伸びる選手とそうでない選手もいます。思った通りに伸びない選手というのは、身体に即したものではないということだろうと思います。せっかく時間をかけて努力しても良い方向へいかないのは絶対に避けたいことです。

岡崎　良かれと思ってやったトレーニングが逆効果、時にはマイナスになってしまう。それではモチベーションも保てません。心技体ではないですが、心が折れてしまったら何にもできなくなってしまいます。これはアスリートだけでなく一般の方でも同じだと思いますが、メンタル面は本当に重要です。普通にやればできるのに、ドキドキしたりすると普段と違うことをする。己を知ることも重要だと思います。自分自身をプチドクターのような感じで自分を研究することが大事。

石岡　本当に怖い部分なので注意しないといけません。私自身がそうい

うことに気付いたのは、現役を引退して身体の勉強をしてからです。資格を取るときに解剖学などを学んでアイスホッケーの動作に照らし合わせてからです。今の知識を持ったままアイスホッケーをやりたかったです。もっと良いパフォーマンスができてすごい選手になれたかもしれないです（笑）。

トレーニングとケアの両立が絶対に重要
（石岡知治、岡崎朋美）

石岡　自分の現在位置を知った上でトレーニング（＝メイク）とケアの両方をすることが大事です。トレーニングで筋肉をいじめて筋力アップをすることでパワーが出ます。でもそれだけだと疲弊して筋肉が硬くなってしまい、パフォーマンスを抑えてしまいます。適切なケアをしっかり行わないといけない。メイクとケアの両立が絶対的に必要です。

岡崎　そうですね、トレーニングだけでは不十分です。やっぱりヘルニアになってからでケアの重要性を改めて実感しました。「ケアをやっている」と思っていましたが足りていないんだなと反省もしました。「これでもか」と思うほどケアをしても足りない時もあると思います。これはアスリートのみならず一般の方でも同じだと思います。

石岡　筋肉が硬くなったままの状態だと、そこから先の頑張りも効かなくなります。また筋肉のみでなく関節可動域もどんどん狭くなります。例えば岡崎さんのようなスピードスケートだと、まずは重心位置が高くなります。そうなると風も受けるしスピードも乗らなくなる。普段のパフォーマンスが発揮できなくなってしまいます。その辺の知識と個人の限界を選手と指導者が共有することが重要です。

岡崎　選手と指導者がそれぞれわかっていないと良いトレーニングやケア、そして指導もできません。

石岡　自分の現在位置を知りつつ筋トレとケアをする。そしてやはり大事なのはお尻です。2本足の生活している人間には1番重要な場所です。

ここが硬くなると身体への負担が大きくなる。岡崎さんのヘルニアもお尻の硬さが関連していたはずです。お尻のコンディションが重要なのを知って欲しいです。あとは重力の中でそれに抗って生きるための筋力も必要です。

岡崎 「体幹が大事」とよく聞きます。体幹というとお腹や腰回りと考えがちですが、そこにお尻も直結しています。足腰への通過点でもあります。例えば学校の全校集会で立っていた時もお尻が痛くて、だるくて「座りたい」と思ったことがあったはずです。お尻のコンディションを軽く考えず大事にして欲しいと思います。これからも「動きたい」と思った時に動けるようにしたいです。少しずつでも刺激を入れたいですが、現役時のようなトレーニングはできない。ちょっとずつでもやっていきたいです。

石岡 脳の中で考えることは現役時代と変わらないはずです。でも身体はいうことは聞かないので、怪我や故障には注意が絶対に必要です。でもトレーニングとケアを行うことで健康は維持できるはずです。お尻のコンディションを大事する意識を持ちましょう。

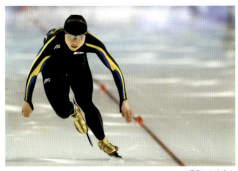

撮影:水谷章人

Profile 岡崎朋美(おかざき・ともみ)

1971年9月7日北海道斜里郡清里町出身。小学3年生でスケートを始め、釧路星園高を経て、社会人・富士急行入社。1994年リレハンメル、98年長野(500m銅メダル)、2002年ソルトレイクシティ、06年トリノ、10年バンクーバー(日本選手団旗手)の5度の五輪出場を果たす。2014年ソチ五輪代表選考会後に現役引退を表明。現在はテレビ・ラジオ等のメディア出演をすると共に、講演会やスピードスケートの普及活動を精力的に行っている。

おわりに

　お尻は重要視されないことも多く、雑に扱われがちな箇所です。しかし二足歩行の骨格で生きる人間にとっては非常に重要な部位です。本書によって「お尻のコンディションが全身に様々な影響を及ぼす」ことが伝われば本望です。

　私は自分の整骨院へ通院してくださる患者さんの施術にあたっています。その他にもメディカルコンディショニングコーチとして、法政大学アイスホッケー部やオリンピック選手などのトップアスリートの身体のケアも行っています。

　トップアスリートの身体を施術し、早期に競技復帰させることについて称賛されることもあります。しかし実は症状を改善することで言うなら、中高齢者の施術よりトップアスリートの方が簡単なのです。

　その理由は持ち合わせている筋肉量の差によります。筋力が低下している中高齢者の方の症状を改善するには、どうしても時間がかかります。また根本的に改善するためには、施術の他に筋力強化という作業も必要です。

　重力の中で生きる私たちにとって、元気に過ごすためには筋力の維持が重要です。人生のエンディングを迎えるまで続く課題であり、そのためには「筋トレ」というセルフケア的習慣が歯磨きなどと同様に求められます。特にお尻を鍛えることが、二本足で生活する人間にとって大きな健康メリットがあることをご理解頂きたいと思います。

　筋トレは何歳から始めても効果があることは科学的にも証明されています。しかし年齢が上がるにつれ取り組みにくくなることも事実です。

本書をお読み頂き「お尻の筋トレをやってみようかな…」と少しでも思った方は、その勢いで始めてみてください。高価な器具も必要ありませんし広いスペースも要しません。「思い立ったが吉日」ではありませんが、まずはやってみてほしいと思います。

　「お尻の筋肉を強化したら、どのような変化が日常生活に起こるのか？」は、実際に取り組まなければ体感できません。
　お尻の形、体調、姿勢、動きやすさ、肌艶、尿漏れ改善、明るくなった性格…。様々な変化の報告が届いています。
　何よりここで伝える筋トレプログラムに取り組んで頂ければ、少なくとも身体が若返った感覚が得られると思います。

　本書は紹介した筋トレ種目をQRコードによって動画とリンクさせてあります。種目の解説を読むだけではなく、動画を見ながらできるので取り組みやすいと思います。
　また医学的観点と健康メリットを共に解説しており、身体の不調を感じている方々の参考にもなるはずです。
　そして私の理論を共有、適切な施術や筋トレの指導をしてくれるセラピストやトレーナーも紹介してあります。お近くにいたらお気軽に相談してみてください。

　最後に、出版にあたりご尽力頂いた株式会社日本写真企画様。企画・編集をして頂いたInnings,Co.山岡則夫様。体験談を寄稿して頂いた皆様。快く対談を受けて頂いたスピードスケート五輪メダリストの岡崎朋美様。同級生のよしみで対談を快諾してくれた新日本プロレス・メディカルトレーナー三澤威先生。皆様に心より感謝申し上げます。

石岡知治

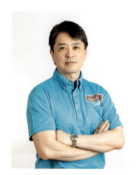

石岡知治
ISHIOKA TOMOHARU

■スポーツ障害・妊婦腰痛研究所 いしおか整骨院院長
■アシュランスセラピスツ協会会長
■一般社団法人メディカルトレーニング協会理事
■中林助産師学院外部講師
■法政大学アイスホッケー部メディカルコンディショニングコーチ

1967年5月12日生まれ。北海道釧路市出身。幼少の頃よりアイスホッケーに打ち込む。釧路市立北中学校時代には全国中体連優勝。釧路工業高校では、インターハイ優勝。高校卒業後、アイスホッケーの実業団『西武鉄道』へ入団し、6シーズンプレー。選手時代の腰痛をはじめとした様々な怪我の経験から、引退後、治療家の道を目指す。
帝京医学技術専門学校柔道整復学科卒業後、埼玉県狭山市ふくだ整形外科 入曽整形外科の物理療法科主任、副院長を歴任。1997年、埼玉県入間郡毛呂山町にスポーツ医学・妊婦腰痛研究所 いしおか整骨院を開業。現在でこそアスリートのセカンドキャリアとして医療の道へ進むケースが増えたが当時は前例がなく、このモデルの先駆者となる。自ら考案したTFRメソッドを用いて一般の方、国内トップアスリートへの施術をする。2014年より東京都江戸川区小岩にある産科・婦人科岩倉病院で妊婦腰痛ケア外来を担当。

MODEL：麻生千恵(舞夢プロ)

◎取材協力
岡崎朋美
三澤 威(有限会社メディカル・バランス・サポート)
本国玲奈(トータル美活サロンLenaLea、ヒーリングセラピスト、ATA認定フェムケアリスト、
　　　超美尻筋トレインストラクター)
緑川衆子(ATA認定フェムケアリスト／超美尻筋トレインストラクター)
株式会社ハウオリ・プロジェクト
東北フリーブレイズ

STAFF
デザイン：泉かほり(オンデザイン)
撮　　影：高木陽春
イラスト：野々垣信浩
編集協力：山岡則夫(Innings,CO.)
編　　集：藤森邦晃

お尻のチカラ　超美尻筋トレ考案者 石岡知治

発行日　2024年9月1日　初版第1刷発行

著　　者　石岡知治
発 行 人　片村昇一
発 行 所　株式会社日本写真企画
　　　　　〒104-0032 東京都中央区八丁堀4-10-8 第3SSビル601
　　　　　TEL 03-3551-2643　FAX 03-3551-2370
印刷・製本　シナノ印刷株式会社

本書の無断転載、複写、引用は著作権法上の例外を除き、禁じられています。
落丁・乱丁の場合はお取り替え致します。

Printed in Japan　ISBN978-4-86562-192-1　C0075　©Ishioka Tomoharu